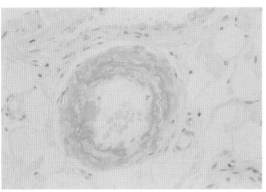

①血管壁のアミロイド沈着：小腸（コンゴーレッド染色）

血管

橙赤色に…

続発性アミロイドーシス　正常な組織・臓器には認められない線維性のアミロイドタンパクが血管壁に認められる（21頁）．

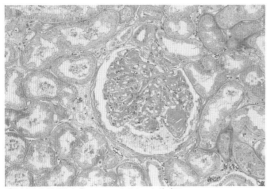

②糖尿病性腎症（マッソン・トリクロム染色）

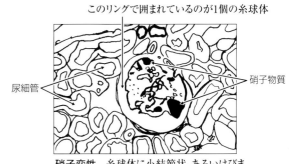

このリングで囲まれているのが1個の糸球体

尿細管

硝子物質

硝子変性　糸球体に小結節状、あるいはびまん性に硝子物質が沈着する（21頁）．

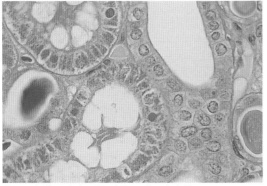

③腎尿細管上皮内に認められる硝子滴変性
（マッソン・トリクロム染色）

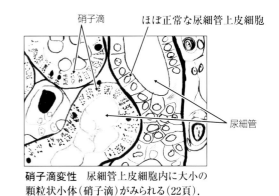

硝子滴

ほぼ正常な尿細管上皮細胞

尿細管

硝子滴変性　尿細管上皮細胞内に大小の顆粒状小体（硝子滴）がみられる（22頁）．

④脂肪肝（HE染色）

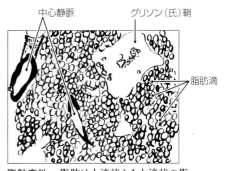

中心静脈

グリソン（氏）鞘

脂肪滴

脂肪変性　脂肪は小滴状から大滴状の脂肪滴として肝組織全体に沈着しており、肝臓は肉眼的に黄色に見える（22頁）．

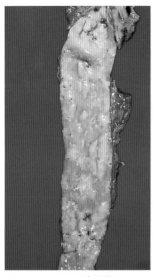

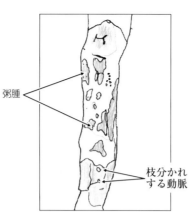

粥腫

枝分かれ
する動脈

大動脈硬化症 大動脈を縦に切開.
コレステロールなどの蓄積した粥腫が
形成され，血管腔を狭くする(23頁).

⑤**大動脈硬化症**（肉眼像）

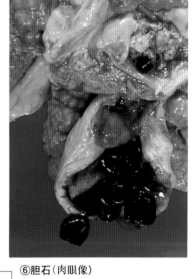

⑥**胆石**（肉眼像）

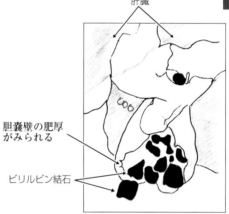

肝臓

胆囊壁の肥厚
がみられる

ビリルビン結石

胆石症 ビリルビン由来の結石がみられ，
直径が数cmになることもある．胆囊壁の
肥厚も認められる(28頁).

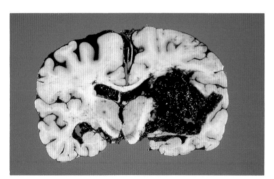

白質

灰白質

側脳室にまで
穿破している

被殻から内包
までの出血

黒質

脳出血 脳内小動脈の破綻による出血
で，広範囲に及んだ場合には，出血部位
と反対側が圧迫される.

⑦**脳出血**（肉眼像）

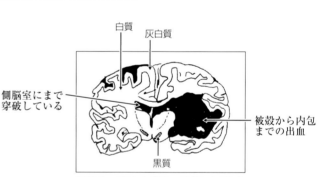

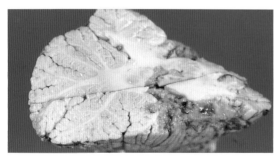

貧血性梗塞に
陥った病巣部

小脳皮質

陳旧性脳梗塞 小脳核付近に見られた陳
旧性の貧血性梗塞像で，病巣部は時間の
経過とともに軟化が進む.

⑧**陳旧性脳梗塞**（肉眼像）

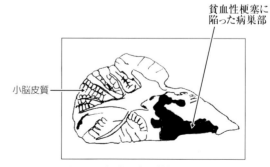

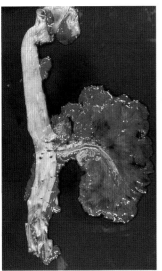
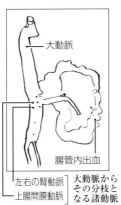

出血性梗塞　上腸間膜動脈の閉
塞による出血性梗塞像で，腸管は
著しい出血を伴い腸間膜にも及ぶ
（41頁）.

⑨出血性梗塞（肉眼像）

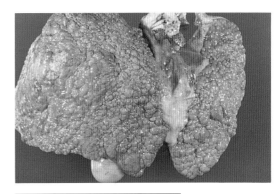
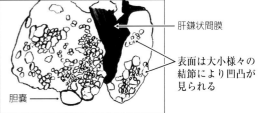

⑩肝硬変（肉眼像）　正常の肝臓表面は平滑であるが，
肝硬変では大小さまざまな結節により凹凸が著しい.

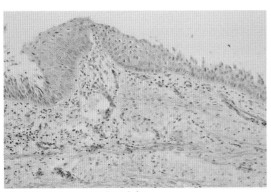

⑪扁平上皮化生：気管（HE染色）

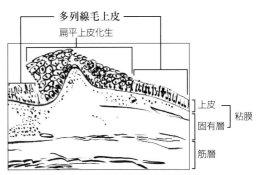

扁平上皮化生　本来の多列線毛上皮細胞
に対して，盛り上がった部位は重層扁平上皮
細胞で置換されている（48頁）.

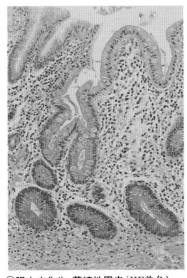

⑫腸上皮化生：萎縮性胃炎（HE染色）

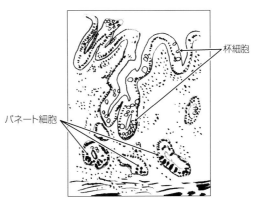

腸上皮化生　小腸壁の粘液にみられる
パネート細胞や杯細胞が胃腺窩上皮に
存在している（48頁）.

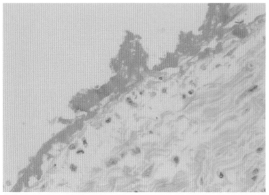

⑬線維素性心外膜炎（HE染色）

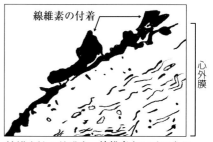

線維素の付着

心外膜

線維素性心外膜炎　線維素（フィブリン）が
絨毛のように心外膜に付着する.心嚢膜との
癒着の原因となる（57頁）.

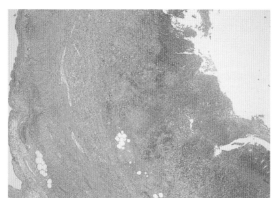

⑭化膿性虫垂炎（HE染色）

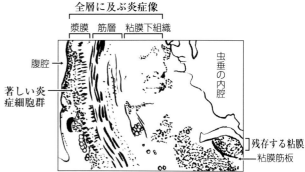

全層に及ぶ炎症像

漿膜　筋層　粘膜下組織

腹腔

著しい炎症細胞群

虫垂の内腔

残存する粘膜

粘膜筋板

蜂窩織炎　化膿性炎症が虫垂組織全体に
広がった状態で破れて腹膜炎を起こすことも
ある（58頁）.

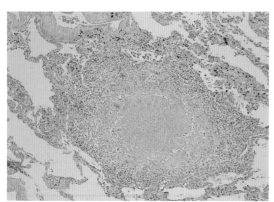

⑮結核結節：肺（HE染色）

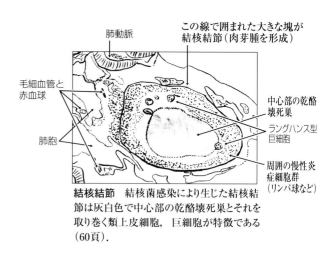

肺動脈

この線で囲まれた大きな塊が
結核結節（肉芽腫を形成）

毛細血管と
赤血球

肺胞

中心部の乾酪
壊死巣

ラングハンス型
巨細胞

周囲の慢性炎
症細胞群
（リンパ球など）

結核結節　結核菌感染により生じた結核結
節は灰白色で中心部の乾酪壊死巣とそれを
取り巻く類上皮細胞，巨細胞が特徴である
（60頁）.

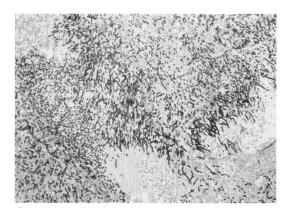

⑯感染性肺炎（グロコット染色）

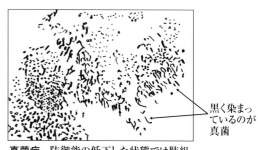

黒く染まっ
ているのが
真菌

真菌症　防御能の低下した状態では肺組
織でしばしば真菌が感染する.菌糸や胞子
はグロコット染色で黒に染まる（62頁）.

イラスト 病 理 学

―疾病のなりたち―

第3版

野々垣常正・瀬木和子　著

東 京 教 学 社

まえがき

　私たちの祖先は，日の出とともに労働を始め，日没と同時にその日の仕事を終えた．そして夜ともなれば，月や満天の星空を眺めながら，月にはウサギがいると考え，夜空の星を結びつけ動物や人の姿を思い描き，それらにロマンを馳せてきた．これは宇宙，つまり膨大なスケールのマクロの世界である．一方，『解体新書』に見られるように人間の内なる世界，すなわち極めてスケールの小さなミクロの世界に興味を持ってきた人たちも多くいた．1ミリメートルのさらに1000分の1の世界．そこには顕微鏡が活躍する世界がある．人体を構成する最小単位はミクロンレベルの細胞であり，この細胞が60兆個という膨大な数の集合により，組織・臓器を形成し統合されているのが人体である．まさに人体は小宇宙にも匹敵する世界である．

　誰か身近な人が病気になったとする．なぜ病気になったのだろうか．この病気のために体の中（臓器，組織，細胞）ではどのような変化が起きているのだろうか．さらに病気の診断名がついたとして，薬を飲めば治るのか，あるいは手術や放射線治療などで治るのか．不幸にも薬石効無く亡くなってしまった場合，どうして死んでしまったのかなど，私たちの体で生じるたくさんの病気のなりたちをミクロの世界で学ぶのが病理学である．

　本書では，いろいろな病気・病態の把握に必要な内容を効率よく理解するため，たくさんの図やイラストを使用した．さらに，病気のアウトラインが分かるように，分かりやすい用語の使用に注意を払った．医療分野で活躍する場合のことを想定して，本文中の医学用語には欄外に英語名や説明文を付した．近い将来，医療の現場で活躍するパラメディカルの方々の一助になれば幸いである．

　最後になりましたが，本書の企画，出版に際し，多大なご助言を頂いた中京女子大学田村　明教授に深甚なる感謝を申し上げるとともに，出版にあたり絶えざる援助とご協力をいただいた東京教学社社長鳥飼好男氏および編集部の永井道雄氏，さらに，ややもすると硬くなりがちな教科書のイメージを少しでもやわらげるようにつぶやき画をかいて下さった野々垣知行さんに心から感謝を申し上げる．

　　　2001年12月

　　　　　　　　　　　　　　　　　　　　　　　　　　　　著者一同

第2版改訂にあたって

　イラストシリーズの『イラスト病理学』を2002年1月に上梓していらい，ほぼ毎年若干の改訂をしてきた．今回初版からほぼ10年になることから，昨今の分子病理学の知見も参考に，本書の第2版改訂に当たり記述を加えた．

　この本は，「病理学」の総論を学ぶことにより，病気について好奇心がわいて，もっと知りたいという気持ちにさせる狙いがある．厚みがあると勉強の意欲や持ち運びに苦労することから，日頃より身近において親しんでもらう狙いもある．

　しかし，記述内容は，国家試験に病理学が出題される，医学生やパラメディカルの方々にも十分対応できるような内容に心がけたつもりである．

　勉強を通して，病理学という学問に興味と関心をもっていただけたら幸いです．

　最後に，本改訂にあたり，東京教学社の鳥飼好男氏にこころより感謝します．

　　2010年11月

　　　　　　　　　　　　　　　　　　　　　　　　　　著者一同

第3版改訂にあたって

　イラストシリーズの「イラスト病理学」を2002年に上梓して以来，ほぼ毎年若干の訂正をしてきた．今回，第2版改訂からほぼ10年になることから，昨今の分子病理学や診断技術の進歩を参考に，本書の第3版改訂に当たり記述を加えた．

　この本は「病理学」の総論のみからなり，詳細な各論での内容をあえて取り込まずに，病気について好奇心がわき，もっと知りたいという気持ちにさせるねらいや，持ち運びのことも考えて薄くして，日頃より身近に置いて親しんで貰いたい趣旨は第2版改訂と同じである．本が手垢で黒くなって欲しいと考えている．

　ここ10年間特に日本人のノーベル受賞者による科学の進歩には目を見張るものがあり，例えば血液1滴でのがん遺伝情報がわかるなど，診断学の向上やiPS細胞による疾患への治療も行われつつある．それらに対応するには，記述内容は少しでも先端の内容を盛り込む必要がある．国家試験に病理学の範囲が含まれるため，医学部やコメディカルの方々にも十分対応できるような内容に心がけた．

　この本の勉強を通して，病理学という学問に興味と関心を持っていただけたら幸いです．

　最後に，本改訂に当たり，東京教学社の鳥飼正樹氏ならびに編集に携わる方々にこころより感謝します．

　　2019年12月

　　　　　　　　　　　　　　　　　　　　　　　　　　著者一同

目　次

第1章　病理学の領域と病気を起こす原因 …………………………………1

1. 病理学とは …………………………………………………………2
　1) 病理学とは　2
　2) 病院における病理医の役割と病理検査法　2
　　(1) 病理医の仕事　2
　　(2) 病理検査法　3

2. 病気の原因（病因論）……………………………………………4
　1) 体内の要因（内因）　4
　　(1) 一般的素因（生理的素因）　4
　　(2) 遺伝子・染色体異常　5
　　(3) 内分泌障害（ホルモン異常）　5
　　(4) 免疫・アレルギー反応　5
　　(5) ストレス　5
　2) 体外の要因（外因）　6
　　(1) 栄養障害　6
　　(2) 物理的障害　6
　　(3) 化学的障害　7
　　(4) 生物学的障害　7

3. 処置・服薬中の副作用（医原病）………………………………7

4. 老化と死 …………………………………………………………7
　　(1) 神経系の老化　8
　　(2) 内分泌系の老化　8
　　(3) 免疫系の老化　8
　　(4) 主要組織・臓器の老化　8
　　セルフ・アセスメント問題1　9

第2章　遺伝と先天異常…………………………………………………11

1. 人体の設計図（遺伝子と染色体）………………………………12

2. 親のDNA異常による疾患（遺伝子病）…………………………12
　1) 常染色体優性遺伝　12
　2) 常染色体劣性遺伝　13
　3) 伴性劣性遺伝　13

3. 胎児の発育異常による疾患 ……………………………………14
　1) 染色体の数や構造異常による疾患（配偶子病）　14
　　(1) 常染色体異常　14
　　(2) 性染色体異常　14

　　　　2）胎芽病　15

　　　　3）胎児病　15

　　4．発生異常（奇形）……………………………………………………………16

　　5．遺伝子工学とは　……………………………………………………………16

　　6．21世紀への展望　……………………………………………………………17

　　　　　セルフ・アセスメント問題2　18

第3章　細胞のパワーダウン（細胞・組織の傷害）………………………19

　　1．退行性病変とは　……………………………………………………………20

　　2．変性　…………………………………………………………………………20

　　　　1）タンパク質変性　20

　　　　　（1）フィブリノイド（類線維素）変性　20

　　　　　（2）アミロイド変性　20

　　　　　（3）硝子変性・硝子滴変性　21

　　　　　（4）粘性変性　22

　　　　　（5）コロイド変性　22

　　　　2）脂質変性　22

　　　　3）糖質変性　23

　　　　　（1）糖原病　23

　　　　　（2）糖尿病　23

　　　　4）その他の変性　25

　　　　　（1）鉄代謝障害　25

　　　　　（2）メラニン色素代謝障害　26

　　　　　（3）ビリルビン代謝障害（黄疸）　26

　　　　　（4）カルシウム代謝障害　27

　　　　　（5）尿酸代謝障害　27

　　　　　（6）結石による障害　28

　　3．細胞の死（アポトーシスとネクローシス）…………………………………29

　　4．萎縮　…………………………………………………………………………30

　　　　　セルフ・アセスメント問題3　30

第4章　循環障害………………………………………………………………31

　　1．血液がたどる道筋（循環器系の構造）………………………………………32

　　2．心臓が血液を十分に送りだせない危険状態（心不全）……………………33

　　3．高血圧とは　…………………………………………………………………35

　　4．血液の流れ方に障害あり（循環血液量の障害）……………………………36

　　　　1）充血　36

　　　　2）うっ血　36

　　　　3）虚血　36

　　　　4）出血・出血性素因　36

　　5）ショック（循環血液量の減少）　38

　5．血管内が詰まることによる障害（閉塞性障害）……………………………38
　　1）血栓と血栓症　38
　　2）播種性血管内凝固症候群（DIC）　39
　　3）塞栓と塞栓症　40
　　　（1）血栓塞栓症　40
　　　（2）脂肪・空気・ガスなどによる塞栓症　40
　　　（3）腫瘍塞栓症　40
　　　（4）羊水塞栓症　40
　　4）梗塞　40
　　　（1）貧血性梗塞（白色梗塞）　40
　　　（2）出血性梗塞（赤色梗塞）　40

　6．血液の迂回路（側副（傍側）循環）……………………………………………41
　　1）胃・食道静脈に向かう側副路　41
　　2）臍静脈に向かう側副路（メズサの頭）　42
　　3）痔静脈に向かう側副路　42

　7．体液・電解質異常　………………………………………………………………42
　　1）水腫（浮腫）　42
　　2）滲出液と漏出液　43
　　3）脱水症とは　44
　　　　セルフ・アセスメント問題4　44

第5章　細胞のパワーアップ（進行性病変）…………………………………………45
　1．進行性病変とは　…………………………………………………………………46
　　1）肥大　46
　　2）過形成（増生）　47
　　3）再生　47
　　4）化生　47
　2．創傷の治癒　………………………………………………………………………49
　3．異物の処理方法　…………………………………………………………………50
　　1）排除（吸収，貪食）　50
　　2）被包，器質化　50
　　　　セルフ・アセスメント問題5　51

第6章　炎　症　………………………………………………………………………53
　1．炎症とは　…………………………………………………………………………54
　2．炎症を引き起こす因子　…………………………………………………………54
　3．炎症の時間的経過と転帰　………………………………………………………55
　　1）炎症部位の修復過程　55
　　2）関与する細胞群　55

　　　　　(1) 好中球　55

　　　　　(2) 好酸球　55

　　　　　(3) 好塩基球　55

　　　　　(4) リンパ球　56

　　　　　(5) マクロファージ　56

　　　　　(6) 形質細胞　56

　　4．炎症の種類 ……………………………………………………56

　　　1) 変質性炎　56

　　　2) 滲出性炎　56

　　　　　(1) 漿液性炎　56

　　　　　(2) カタル性炎　56

　　　　　(3) 線維素性炎　57

　　　　　(4) 化膿性炎　57

　　　　　(5) 出血性炎　58

　　　　　(6) 壊疽性炎　58

　　　3) 増殖性炎　58

　　　4) 肉芽腫性炎（特殊性炎）　59

　　　　　(1) 結　核　59

　　　　　(2) 梅　毒　60

　　　　　(3) ハンセン病（癩）　61

　　　　　(4) サルコイドーシス　61

　　　　　(5) そ の 他　61

　　　5) 真菌症　61

　　　　セルフ・アセスメント問題 6　62

第 7 章　生体防御機構（免疫とアレルギー）………………………………63

　1．有利な防御反応（免疫）と不利な反応（アレルギー）………………64

　2．異物の侵入に対する生体防御 ……………………………………64

　　　1) 細胞性免疫　65

　　　2) 液性免疫　66

　　　3) 免疫に関与する因子　68

　　　　　(1) サイトカイン　68

　　　　　(2) 補　体　68

　3．アレルギー反応の種類 ……………………………………………69

　4．臓器移植と拒絶反応 ………………………………………………71

　5．自己免疫疾患 ………………………………………………………72

　6．エイズ ……………………………………………………………73

　　　　セルフ・アセスメント問題 7　74

第 8 章　腫　瘍（癌）………………………………………………………75

1. 腫瘍とは ……………………………………………………………………76

　1) 腫瘍の定義と腫瘍細胞の特徴　76

　2) 良性腫瘍と悪性腫瘍（癌）　77

　3) 悪性腫瘍の発生メカニズム（癌化）　77

　　(1) 癌遺伝子と癌抑制遺伝子　78

　　(2) 発癌因子　78

　4) 悪性腫瘍（癌）の分類　79

　　(1) 原発臓器別分類　79

　　(2) 発生組織別分類　79

　　(3) 癌の分化度による分類　79

　　(4) 癌の機能による分類　79

　　(5) 癌の進行度による分類　80

2. 悪性腫瘍（癌）の広がり方（転移）……………………………………80

　1) 連続的な広がり方　80

　2) 非連続的な広がり方　80

　　(1) リンパ行性転移　81

　　(2) 血行性転移　81

　　(3) 播種　81

3. 癌の発見（腫瘍マーカー）……………………………………………82

　　セルフ・アセスメント問題 8　82

セルフ・アセスメント問題の解答と解説 ……………………………83

索　　引 ………………………………………………………………85

イラスト・画：梅　本　　　昇

いろんな細胞の大きさの比較

長さの単位	参　考　例
10^0 ＝ 1 m	ヒトの座骨神経約 1 m
10^{-1}	
10^{-2}	ニワトリの卵黄約30mm
10^{-3} ＝ 1 mm*	
10^{-4}	ヒトの卵子約0.14mm
10^{-5}	
10^{-6} ＝ 1 μm（ミクロン）	ヒトの赤血球約7.5μm，大腸菌約 3 μm
10^{-7}**	インフルエンザウイルス約100nm
10^{-8}	日本脳炎ウイルス約20nm
10^{-9} ＝ 1 nm（ナノ）	タンパク質分子約 1 ～10nm
10^{-10} ＝ Å（オングストローム）***	アデニン 5 Å，チミン 3 Å
10^{-12} ＝ 1 pm（ピコ）	
10^{-15} ＝ 1 fm（フェムト）	

* 肉眼で見える限界　　** 光学顕微鏡で見える限界　　*** 電子顕微鏡で見える限界

第1章　病理学の領域と病気を起こす原因

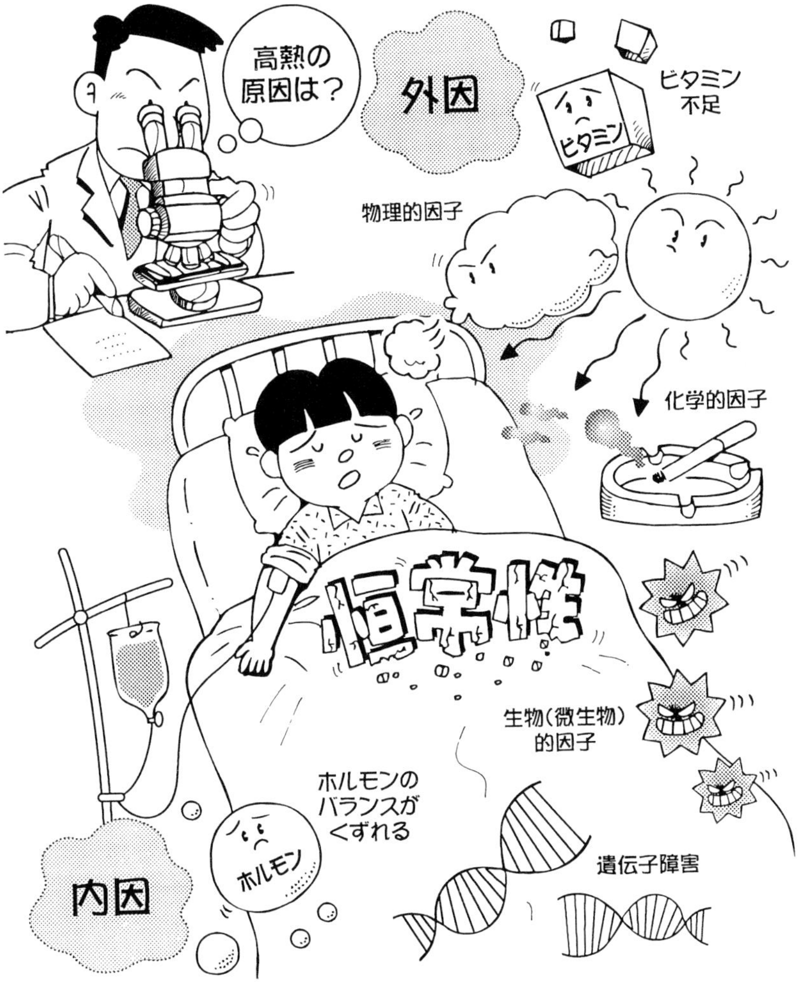

お肉屋さんで購入した牛肉を室温のまま数日間放置したらどうなるでしょう．私たちの体から取り出した臓器も全く同じですが，生のままでは腐ってしまいます．では，病気のままの状態を維持しながらミクロの世界（細胞の塊である組織）を顕微鏡で観察するにはどのようにしたらよいのでしょうか．

インフルエンザが流行して学校閉鎖になっても「私は大丈夫」というあなた．風邪で高熱を出しうなっている人とあなた，いったいどこが違うのでしょう．それは，ホルモンなどの内なる因子（内因）と，暑かったり寒かったりなどの私たちを取り巻く環境（外因），さらに生活習慣も加わって，ホメオスタシス（恒常性）が乱れて，病気にかかりやすくなるのです．これらの内因と外因は病気を引き起こす原因となるので病因と呼ばれます．

この章では，病気を引き起こすいろいろな原因，病気を診断するまでの手順，病名を学びます．

それではさっそく未知の扉を開いてみましょう．

1. 病理学とは

1）病理学とは

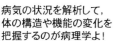

病気の状況を解析して，体の構造や機能の変化を把握するのが病理学よ！

「病；病気」と「理；起こる理由やその後の変化」の二文字からなる病理学とは，「疾病における形態・機能・代謝の変化を研究し，その原因，治療による病像の変化などを研究し病気の本態を明らかにする学問である」と定義されている．人体を構成する臓器や組織の形態は，病気の進行に伴って変化することから，その変化の過程（プロセス）を詳細に研究することによって病気の状況を解析し，体の構造や機能の変化を把握することができる．すなわち，病気について形態学を中心に勉強し，そのからくりを学ぶのが病理学といえる．しかし，近年の病理学ではこれまでの形態学的研究に加えて生理学，生化学，免疫学，遺伝学さらに遺伝子工学などの分野の考え方をも取り入れ，病変が起こる理由のみならず，その進展（予後も含む）までも深く探る方向に努力が傾けられている．

2）病院における病理医の役割と病理検査法

（1）病理医の仕事

病理学は，一方では「医師が患者を診るにあたって，医師の考えの基本となる学問」とも言われる．すなわち，「臨床医学」と「基礎医学」の橋渡しをする学問である．近年，専門的領域を取り扱う病理学として，実験病理学（動物実験で実証する分野），比較病理学，地理病理学（環境因子などを究明する分野）なども発展してきているが，臨床医学と密着しているのは人体病理学である．人体病理学の日常業務には，病理解剖（剖検），外科病理，細胞診がある．剖検は死体解剖保存法に基づいて行われ，外科病理では，針生検，試験掻爬[1]，試験切除材料，手術による摘出材料などの生体材料を用いて病気の診断をする．また，細胞診は，胸水，腹水，喀痰[2]などについて主として癌細胞を見つける目的で細胞学的診断を行うものである（表1-1）．

1　手術的に組織をかきとること．
2　はいた痰のこと．

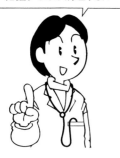

病理医って何をしているの？

病気の診断を総合的に行っているのさ

表 1-1　病理学的検査とそれぞれの特徴

区分	種類	検査材料の由来および目的
人体病理学	病理解剖（剖検）	遺族の承諾を得て亡くなった人の解剖を行い，直接の死因や合併症の有無，治療効果などを調べる．
	外科病理（針生検，試験掻爬，試験切除など）	生検（針生検，試験掻爬など）で得られた組織から標本を作り，病気の診断や病巣の広がりなどを確認する． 試験切除で採取した組織を検査し，良性・悪性の鑑別と病巣の広がりを診断する（術中に診断する必要のあるときは，凍結切片を用いて短時間に診断をする）．
	細胞診	尿や腹水中の剝離細胞や浮遊細胞を検査し，悪性細胞の有無や炎症の状態を診断する．
実験病理学		人の病気に似たモデル動物を作製して研究をする．同時にそれらの病気に対する治療薬の効果などを調べる．

(2) 病理検査法

　形態的変化を細胞レベルで捉えるにはどうしたらよいのであろうか．一般的には図1-1に示すステップをふむ．

　その流れを簡単に説明すると，①肉眼的診断（とくに手術材料の場合）を重視する必要がある．②一般的にはホルマリン水溶液で固定する．腎生検などでは電子顕微鏡検査のためにグルタールアルデヒド固定も必要である．③観察したい部位の切り出しを行った後，④材料の脂肪や水分を徐々に取り除き（脱脂・脱水），パラフィンの中に埋め込み（パラフィン包埋），⑤ミクロトームと呼ばれる器械で薄く切る（薄切）．その後，日常的には⑥ヘマトキシリン・エオジン(HE)染色し，細胞の核を青紫に，細胞質を赤く染める．そして⑦カバーガラスをかけて（封入），顕微鏡で観察する（鏡顕）．図1-1には示していないが，手術中の組織などは固定をせずに迅速に凍結切片[3]を作製して速く組織診断の結果を出す必要がある．また，必要に応じて特殊染色[4]や酵素抗体法などの免疫組織化学検査[5]を行って細胞の機能や組成までも調べることがある．⑧病理医による最終診断が行われ，⑨報告書が作成される．

　なお，④，⑥，⑦は自動的に機械（自動包埋機，自動染色機，自動封入機）を用いて行うことができる．

　病変部における癌の有無を診断する有力な手段に細胞診がある．これは，パパニコロウによって始められた方法で，胸水，腹水などの穿刺液（せんしえき），尿，膣・乳腺などの分泌物などから，細胞を集めてスライドグラスに塗る（塗抹標本：スメア）．パパニコロウ染色をして，これを顕微鏡で検査（鏡顕）する．細胞診の診断は細胞の異型度により，次の3段階，すなわち，陰性（異型細胞なし），疑陽性（異型細胞がみられるが，良性か悪性かの判定ができない），陽性（癌）に分けて診断する．材料の採取が比較的容易で侵襲も少なく，何度も繰り返し行える．現在は国際的にベセスダシステム分類で行っている．

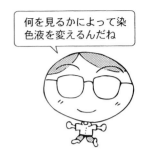

何を見るかによって染色液を変えるんだね

3　−80度で摘出組織材料を凍結後そのまま薄切し，すぐに染色を施し顕微鏡で観察する．
4　カビなどの真菌や粘液などを染め分ける．
5　抗原抗体反応を利用して特殊な抗原，たとえばB型肝炎ウイルスなどの局在を調べる．

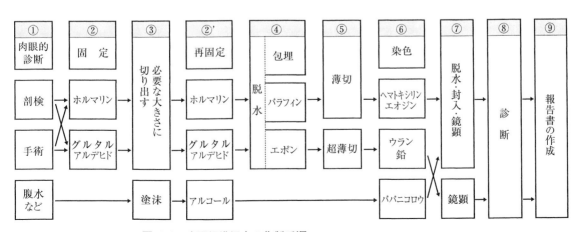

図 1-1　病理組織標本の作製手順

2. 病気の原因（病因論）

　病気を引き起こす原因となるものを病因という．病因は表1-2に示すように①の内因（個体側の要因）と外因（環境要因），あるいは②の主因（疾病成立の最も大きな原因）と副因（誘因：主因の働きを助長する病因）とに分類できる．しかし，現実には疾病の原因は種々の相互作用によって引き起こされる多因子病として捉えるのが一般的である．

表 1-2　病因の分類

①	内因	ホルモン，年齢，遺伝など
	外因	ウイルス，ダイオキシン，放射線など
②	主因	心臓の冠状動脈の閉塞
	副因（誘因）	高血圧，糖尿病，喫煙，ストレスなど

注）②は急性心筋梗塞を例にして記述．

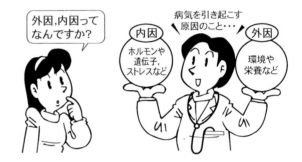

1）体内の要因（内因）

素因：disposition

(1) 一般的素因（生理的素因）

　病気にかかりやすい人とかかりにくい人がいる．特定の疾患にかかりやすくなっている状態は素因が関与し，それには以下のものが知られている．

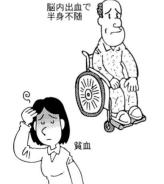

脳内出血で
半身不随

貧血

① 年齢：年齢によりかかりやすい病気がある．

　　胎児期…流産や早産など

　　新生児期…感染症など

　　小児期…白血病，風疹，猩紅熱，小児腫瘍など

　　成人期…高血圧，糖尿病，多くの腫瘍など

② 性別：性別により一定の病気の傾向がみられることが多い．

　　男性　…脳出血，心筋梗塞，肝硬変など

　　女性　…鉄欠乏性貧血，胆嚢癌，自己免疫疾患，骨粗しょう症など

③ 人種：民族間で感受性に相違がみられる．

　　日本人…最近では直腸がん，前立腺がん，乳がんが増加

　　欧米人…心筋梗塞，肺癌，結腸癌など

④　臓器組織…胃癌は幽門部小彎側，結核は肺など

⑤　個人的素因…アレルギー体質では喘息や皮膚の湿疹などを起こしやすい，萎縮性胃炎が胃癌を誘発しやすいなど

胃癌

(2) 遺伝子・染色体異常

先天性代謝異常症などでは，遺伝形質そのものの発現が病気として個体に現れる（第2章参照）．

遺伝子：gene

染色体：chromosome

(3) 内分泌障害（ホルモン異常）

内分泌腺の機能低下（発育不全など）や機能亢進（腺腫など）によって，種々の病気が引き起こされる．代表的なものを表1-3に示す．

表 1-3　ホルモン産生臓器の異常による疾患

原　　因	疾　　患　　名	ホルモン名	産生臓器
機能低下（破壊・欠損・壊死など）	小人症，シーハン症候群	成長ホルモン	下垂体前葉
	クレチン病，粘液水腫	甲状腺ホルモン	甲状腺
	糖尿病	インスリン	膵臓ランゲルハンス島 β 細胞
	アジソン病	コルチゾール	副腎皮質
機能亢進（腺腫[6]や腫瘍など）	末端肥大症，巨人症	成長ホルモン	下垂体前葉
	下垂体性クッシング症候群	ACTH	下垂体前葉
	バセドウ（グレーブス）病	甲状腺ホルモン	甲状腺濾胞細胞
	低カルシウム血症	カルシトニン	甲状腺C細胞
	高カルシウム血症	パラトルモン	上皮小体[7]
	低血糖	インスリン	膵臓ランゲルハンス島 β 細胞
	原発性アルドステロン症（コン症候群）	アルドステロン	副腎皮質球状帯
	副腎性クッシング症候群	コルチゾール	副腎皮質束状帯
	褐色細胞腫	カテコラミン	副腎髄質

その他，下垂体の後葉ホルモンや，心臓の ANP，BNP，腎臓でのレニンやエリスロポエチンなどが関連する疾患もある．

(4) 免疫・アレルギー反応

生体に異物（抗原）が入ると，生体は防衛反応を開始し生体に有利に働くが，ときに有害な反応としてアレルギー症状を引き起こす（第7章参照）．代表的なものに，卵，牛乳，そばアレルギーなどがある．最近は，食物依存性運動誘発アナフィラキシー（FDEIA）が学校などで問題となっている．

(5) ストレス

現代はストレス社会といわれる．このストレスが，自律神経系や内分泌系に作用して，種々の症状を引き起こす．

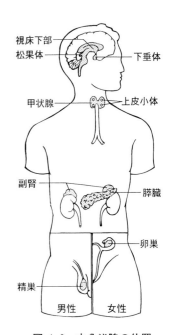

図 1-2　内分泌腺の位置

視床下部
松果体
下垂体
甲状腺
上皮小体
副腎
膵臓
精巣
卵巣
男性　女性

6　分泌活性を有する腺上皮由来の良性腫瘍で，膨張性に発育する．一部はポリープとして知られている．

7　副甲状腺・傍甲状腺と従来言われてきたが，この本では上皮小体に統一する．

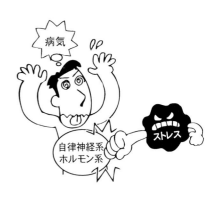

病気
自律神経系
ホルモン系
ストレス

2）体外の要因（外因）

(1) 栄養障害

食糧難の時代を過ぎ，いまや飽食の時代であり，肥満，心臓病，脳卒中など生活習慣病が問題視されてきている．また，胃検診の普及および食事内容の欧米化により，胃癌より大腸癌が増加している．

①栄養過多　肥満が脂質異常症，糖尿病などを起こしやすくしている．

②栄養欠乏　栄養失調症としてクワシオルコルがある．離乳期乳児におけるタンパク欠乏症が発育障害，浮腫，皮膚にみられるペラグラ様色素沈着，脂肪肝などを引き起こす．また，偏食などによるビタミン欠乏症が問題視されている（表1-4）．

栄養のアンバランスは外因なんだ

表 1-4　代表的なビタミン欠乏症（ビタミン：V）

脂溶性ビタミン	欠　　乏　　症
VA	夜盲症，皮膚の角化亢進
VD	くる病，骨軟化症，骨多孔症
VE	精子の変性・不妊症，未熟児における溶血性貧血
VK	血液凝固障害，新生児メレナ

水溶性ビタミン	欠　　乏　　症
VB_1	脚気，ウェルニッケ脳症，浮腫
VB_2	口角炎，舌萎縮，口内炎
VB_6	成人の動脈硬化症，低色素性貧血
VB_{12}	悪性貧血（巨赤芽球性貧血）
ナイアシン[8]	ペラグラ
VC	壊血病，骨折および創傷の治癒遅延
葉酸群	白血球減少と悪性貧血

8　ナイアシン：ニコチン酸とニコチン酸アミドの総称で，循環系，消化系，神経系の働きを促進するなどの働きがある．

ミネラルも生体にとって重要な物質である．ナトリウムやマグネシウムの不足は心臓障害を，鉄や銅の不足で強い貧血を，そしてセレン欠乏で不整脈，心不全症状を起こし，亜鉛欠乏で味覚障害や傷の治りが遅くなるなどが知られている．

(2) 物理的障害

①圧力　高地にいくほど酸素分圧は低くなるので，血液中の酸素が不足状態になり，めまいや呼吸困難が生じる．これを高山病という．また，地下鉄工事やトンネル掘削などで1日中高圧下にいた作業員が，急に大気圧に戻るときに起きる減圧症などが問題視されている．震災や交通事故など外傷で押し倒され四肢が長時間圧迫のために骨格筋損傷（横紋筋融解症）を起こし，救出後から急速に腎不全や心不全をきたす場合をクラッシュ（挫滅）症候群という．

熱傷：burn

②温度　熱傷は程度によりⅠ度，Ⅱ度，Ⅲ度熱傷に分けられる．夏などでは日射病などの熱中症対策が必要となる．Ⅰ度は表皮熱傷で発赤し感染の危険はないが，Ⅱ度は真皮熱傷で浅達性Ⅱ度と深達性Ⅱ度に分けられ，いづれも水疱が見られ，感染の危険がある．Ⅲ度は全層熱傷で壊死があり，ときに炭化（Ⅳ度とする区別もある）した状態もみられ，感染やショックに対する充分な注意が必要である．一方，凍傷は表在性凍傷から深部凍傷まで1〜4度に分けられる．

③**電流**　機器からの漏電（マクロショック，ミクロショック[9]）や落雷による感電死．

④**光線**　紫外線，レーザー光線など．

⑤**放射線**　放射線（X線，γ線など）による癌の発生（原子爆弾被爆者の白血病やチェルノブイリ原発事故後の甲状腺癌など）．

（3）化学的障害

強酸・強アルカリ，有機溶媒，農薬，鉛，サリンなどの有害な化学物質．

（4）生物学的障害

細菌，スピロヘータ，リケッチア，クラミジア，ウイルス，原虫，寄生虫，真菌などの病原微生物やカビ類．

環境ホルモンってホルモン？

　最近，環境ホルモン（内分泌かく乱化学物質）が話題である．大気中に散った化学物質がエストロゲン（女性ホルモン）と似た作用を示し，体内で本来のホルモン分泌をかく乱させるため，大きな世界的社会問題となった（「沈黙の春」レイチェル・カーソン著）．フロリダのワニの話は有名で，ワニの数が減ったのは雄のペニスの長さが半分位しかなかったことに起因する．

9　体表に電流が流れて（1mA以上）起こる感電をマクロショックといい，0.1mA位の微小電流で，心臓を直撃して心室細動などリズムを乱す感電をミクロショックという．

放射線：radiation

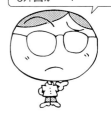

ふ〜ん，やけど，感電，水虫も外因か・・・?

3. 処置・服薬中の副作用（医原病）

　診断に必要な検査や治療上必要な薬剤や処置により副作用と思われる二次的な障害が発生する場合を医原病という（表1-5）．

表 1-5　副作用の原因物質と症状

原　因	副　作　用
抗生物質	耐性菌の出現（菌交代現象），MRSA感染症[10]など
副腎皮質ホルモン（ステロイドホルモン）	感染症，糖尿病，胃潰瘍，骨粗しょう症などにかかりやすくなる．
輸血	輸血後移植片対宿主病（GVHD）の発症
抗癌剤や免疫抑制剤など	髪の毛が抜けるなど
内視鏡検査やカテーテル留置	出血，血栓，感染など

10　MRSA：メチシリン耐性黄色ブドウ球菌の略で，多くの薬剤に対し多剤耐性を示す．病原性の出現には抗菌薬の開発，進歩が大きく関与し，TSST-1（トキシックショックシンドロームトキシン），溶血毒などの種々の毒素や菌体外酵素（細胞外酵素 exoenzyme）を産生し，外科手術後の患者や免疫不全患者，長期抗菌薬投与患者などに院内感染症を引き起こす．このため，とくに病院では感染対策が重要となっている．

4. 老化と死

　老化は個体が死に至るまでの過程である．健康の維持には，神経系，内分泌系，免疫系の3つの連携がうまく保たれていること（恒常性；ホメオスタシス）が重要である．これらが加齢とともにバランスが低下し乱れることにより健康を損ねる．

(1) 神経系の老化

年をとると，動きや記憶力が低下する．神経細胞数の減少が大脳でみられ，小脳での機能低下がスムーズな協調運動の障害を起こして，転びやすくなったり，黒質の障害でパーキンソン症状が起こるし，視覚や味覚の障害もでてくる．

(2) 内分泌系の老化

下垂体の萎縮によるホルモン量の減少で，生理的には精巣，甲状腺，副腎の萎縮がみられ，そのために基礎代謝率の減少やストレスに対する抵抗性の減少がみられる．

(3) 免疫系の老化

免疫に関与する細胞には，リンパ球，マクロファージ，好中球などがある．胸腺の萎縮によりリンパ球の減少を起こし，病気にかかりやすくなる．

(4) 主要組織・臓器の老化

血管は動脈硬化によりもろくなり，消化管の消化吸収能力は低下する．肝臓では解毒力の低下が起こり，腎の萎縮により老廃物処理能の低下が起こり，腎不全を招くこともある．骨は常に吸収と形成を繰り返しているが，このバランスが崩れると骨の強度が減少し，骨粗鬆 症，骨折などを引き起こす．

死とは心・肺・脳の3器官の活動が自律的に調節できなくなった状態である．すなわち，①心停止，②呼吸停止，③瞳孔散大と対光反射の消失をもって死としている（死の3徴候）．しかし，生命維持監視装置の発達により上記の3つ

表 1-6　脳死の定義

脳死	全脳死	全脳髄の不可逆的な停止状態を脳死という．すなわち，大脳の認知機能と脳幹の機能の両者の障害で，短時間で心臓も止まる．
	脳幹死	脳幹（中脳・橋・延髄）は知覚や眼球運動，呼吸と血圧維持を調節している．これらの機能が発揮できない状態である．
植物状態		大脳皮質の広範囲を失っても脳幹機能が維持されている状態であり，意思の疎通ができずに最低3カ月以上経過し，回復することも悪化することも予想されずそのまま経過する．この場合，患者の呼吸・循環機能は補助なしで恒常性が維持される．

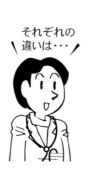
それぞれの違いは…

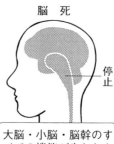
脳　死

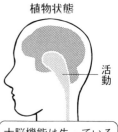
植物状態

停止

活動

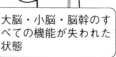
大脳・小脳・脳幹のすべての機能が失われた状態

大脳機能は失っているが脳幹機能は維持されている状態

の機能の一部が代行維持できるようになってきたことから，「死の定義」自体の認識が変わってきた．脳死は，表1-6のように分類できる．

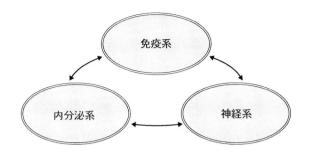

図 1-3　三者のバランスが健康維持に必要

セルフ・アセスメント問題1

A. 誤っているのはどれか．
1. 脳下垂体後葉から抗利尿ホルモン(ADH)が分泌される．
2. 上皮小体から出るホルモンは血中カルシウムと関係がある．
3. 甲状腺からアルドステロンが分泌される．
4. 副腎皮質からはコルチゾールが分泌される．
5. 副腎髄質からはアドレナリン（エピネフリン）が分泌される．

B. ビタミン欠乏症について誤っている組み合わせはどれか．
1. ビタミンA……　皮膚の角化亢進
2. ビタミンB$_1$……　脚気
3. ビタミンB$_{12}$……　悪性貧血
4. ビタミンD……　創傷の治癒遅延
5. ビタミンE……　不妊

C. 放射線障害を受けやすい細胞の組み合わせはどれか．
a. 骨細胞
b. 骨髄細胞
c. 消化管上皮細胞
d. 生殖細胞
e. 脳神経細胞
1.a,b,c　2.a,b,e　3.a,d,e　4.b,c,d　5.c,d,e

第2章　遺伝と先天異常

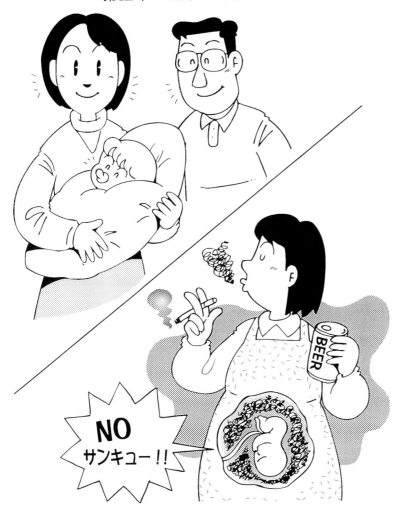

　「お父さん似だね」とか「お母さん似だね」って言われたことがありません
か．私たちは父母や祖父母の特徴を受け継いで生まれてきます．これが「遺
伝」で，そうしたいろいろな特徴を子孫に伝えるのが「遺伝子」です．

　ところで，細胞分裂を繰り返すうちに，この遺伝子や染色体に傷がついたり
すると異常が現れます．生まれながらに発病する場合もあれば，40歳くらいに
なってから発病する場合もあります．遺伝子や染色体に関連する病気にはどの
ようなものがあるのでしょうか．また，妊娠中にはどのようなことに注意しな
ければならないのでしょうか．

　最近，マスメディアにときどき登場するようになった遺伝子治療とはいった
い何なのか，少し迫ってみたいと思います．

　この章では遺伝子や染色体が関連する疾病，さらにそうした異常に現代の科
学はどこまで迫っているのかを学びます．

　それではさっそく未知の扉を開いてみましょう．

1. 人体の設計図（遺伝子と染色体）

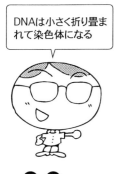

DNAは小さく折り畳まれて染色体になる

受精卵は一定の秩序で分裂・分化し，いろいろな器官を形成する．外胚葉からは皮膚・神経系などが，中胚葉からは筋肉・骨格・泌尿生殖器系などが，内胚葉からは消化器系・呼吸器系などが形成され，最終月経初日からおおよそ280日でヒトが誕生する．ヒトの体はおよそ40兆個の細胞の集合体であり，細胞の核の中にある染色体にそれぞれのヒトの特徴を表す遺伝子（デオキシリボ核酸：DNA）が含まれている．遺伝子は「ヒトの体の設計図」の役割をしていて，親の持つ特徴が子に受け継がれる．図2-1にDNAと染色体との関係および23対よりなるヒト染色体の模式図を示す．

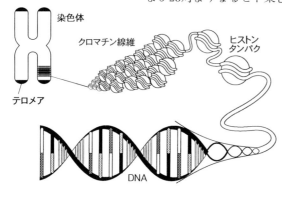

(a)DNAと染色体

(b)ヒト染色体

図 2-1　DNAと染色体(a)およびヒト染色体(b)の模式図

ヒトの染色体は23対46本から構成され，この中で1番から22番までの対は男女共通で常染色体といわれ，残りの一対が性染色体で男（XY）と女（XX）を決める．その本体はDNAであり，1個の細胞に含まれるDNAの全長は約2mにもなる．

2. 親のDNA異常による疾患（遺伝子病）

親の持つ遺伝子に異常（卵細胞，精細胞の遺伝子に異常，欠陥，突然変異など）があり対になって子孫に異常な形質を発現する場合を一遺伝子遺伝という．遺伝形式によって，①常染色体（性）優性遺伝，②常染色体（性）劣性遺伝，③伴性（性染色体性）劣性遺伝などに分けることができ，それぞれの発症頻度は，おおよそ，①52%，②41%，③7％といわれている．

1）常染色体優性遺伝
主に運動器系や神経系の疾患に多い．クモ指症ともいわれるマルファン症候群はフィブリリンという糖タンパク質の異常により結合組織に障害をきたす．

そのために心臓の弁膜障害や大動脈の中膜の壊死を起こして亡くなる.

　ハンチントン舞踏病は上肢・体幹などを振り回し，踊るような動作を続け，精神障害，痴呆を伴い予後は一般に不良な疾患である．病理学的には，前頭葉の皮質および大脳基底核（線条体）の障害とされている.

　また，鎌状赤血球症は赤血球（通常はドーナツ型）が低酸素分圧にさらされると鎌のように変形し，溶血性貧血を起こす.

2）常染色体劣性遺伝

　代謝を司る酵素が先天性に欠損する先天性代謝異常の多くがこの群に属する．アミノ酸代謝異常としてアルカプトン尿症やフェニルケトン尿症がある.

　アルカプトン尿症は，尿が空気で黒変するため，子供のおむつが黒くなっていることで病気が分かる.

　またフェニルケトン尿症は，フェニルアラニン水酸化酵素の活性が低下しているため，体内にフェニルアラニンや異常代謝産物が蓄積した結果，知能障害などを起こす．フェニルアラニンは母乳はもとよりふつうの粉ミルクなどにも含まれるので，授乳を続けると発病してしまう．そのため，早期にフェニルアラニン食を適切に制限することが必要である．その他，スフィンゴリピド蓄積症[1]や糖原病（糖質代謝障害：第3章2.3）参照）などがある.

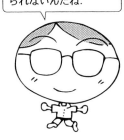

遺伝子に異常があって，酵素タンパク質がつくられないんだね.

1　リソソームの脂質分解酵素の先天的異常に基づくもので，代表として β-glucosidase の欠損によるゴーシェ病やスフィンゴミエリンが沈着するニーマン・ピック病が知られている.

3）伴性劣性遺伝

　X連鎖遺伝病とも呼ばれ，母親のX染色体上に病気を起こす遺伝子が存在する．色盲（色覚異常），デュシェンヌ型筋ジストロフィー，血友病などが知られている．赤緑色覚異常の遺伝について図2-2に示す.

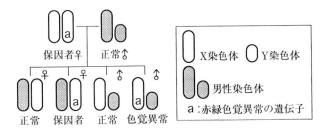

図 2-2　赤緑色覚異常遺伝

　赤緑色覚異常の遺伝子はX染色体上にあり，正常の遺伝子に対し劣性である．男子ではX染色体を1個しか持たないので，この遺伝子を1個持つだけで発現する．このために女子よりも男子に多くみられる.

3. 胎児の発育異常による疾患

　　個体の発生途中に何らかの原因で遺伝子や染色体に異常が生じたり，あるいは妊娠中の環境要因などにより異常が生じることがある．個体の発生過程における臨界期（異常の起こりやすい時期）を図2-3に示す．

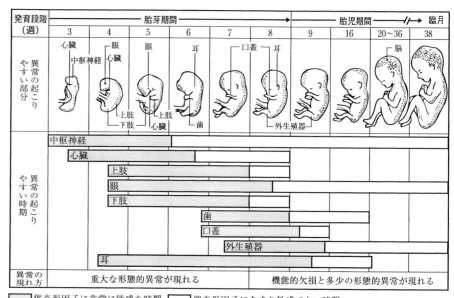

図 2-3　ヒトの発生過程における臨界期

1）染色体の数や構造異常による疾患（配偶子病）

　　配偶子病は，受精後約2週までの期間に，奇形を起こす外因（放射線被曝など）が加わると，配偶子（受精卵）に異常をきたす．常染色体異常と性染色体異常に分けられる．

(1) 常染色体異常

　　ダウン症候群（蒙古症）：21番目の染色体が1本多いので21トリソミーとも呼ばれ，頻度は約1,000の出生例に対し1.4〜1.7例で，35歳以上特に40〜45歳の女性が出産する場合では約20人に1人といわれる．特徴的な顔貌と，約半数に心奇形の合併（心室中隔欠損など）を認め，急性骨髄性白血病を発症する頻度も高い．

　　その他，18トリソミーやネコ鳴き症候群（5p欠損）などがある．

(2) 性染色体異常

　　ターナー症候群　女性の性染色体のうち1つが欠けている状態（XX→XO）である．外観は女性であるが，卵巣の無形成や低形成がある．

　　クラインフェルター症候群　男性の性染色体にXが1つ増えたXXYをもつ．

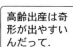
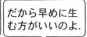
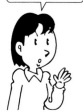
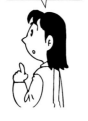

高齢出産は奇形が出やすいんだって．

だから早めに生む方がいいのよ．

外見は男性であるが，女性的な印象が強く女性化乳房が目立ち，小さな精巣で無精子症である．その他，XYY 症候群などがある．

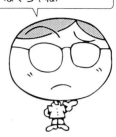

妊娠 2 ケ月間は，特に薬や風疹などに注意しなくちゃね．

2）胎芽病

　胎芽期間とは妊娠第 3 ～ 8 週頃までの器官形成期をいう（図2-3）．細胞の増殖と分化を盛んに行っているこの時期に，種々の催奇形性因子が加わることにより発症する．睡眠薬によるアザラシ肢症（サリドマイド児）や風疹ウイルスの感染による先天性風疹症候群，脳神経系の奇形などがある．

> **出生前診断ってなに？**
> 　胎児に遺伝性疾患があるかないかを出生前に診断することができる．たとえば，羊水や胎児血などを使って染色体異常や先天性代謝異常などの診断，超音波検査による胎児発育状態や奇形などの診断がこれに相当する．
> 　また，すべての新生児を対象に，できるだけ早期に特定疾患の有無を調べる新生児スクリーニング[2]がある．日本ではフェニルケトン尿症や神経芽細胞腫，ガラクトース血症などの有無が調べられている．
> 　胎児に奇形を起こす代表的なウイルスの頭文字をとった TORCH complex も言われるようになってきた．

2　**タンデムマススクリーニング法**　タンデムマス型分析計を使用して測定する．現在新生児の先天性代謝異常症などの検査に導入され，アミノ酸代謝異常症，有機酸代謝異常症，脂肪酸代謝異常症など 22 の疾患を検査可能である．

3）胎児病

　胎児期間とはヒトの原形のできた第 9 週目以降出産までの期間をいう（図2-3）．この時期では催奇形性因子に対する感受性は著しく低下しているが，胎盤経由で感染する先天梅毒やトキソプラズマ症，血液型不適合（Rh[3]不適合（図2-4），ABO 式不適合）妊娠による溶血性疾患，特に胎児赤芽球症などの胎児溶血性疾患などには注意を要する．

3　**Rh 血液型**　アカゲザル Rhesus monkey の血液をウサギに注射して得られた抗体にヒトの赤血球を混ぜると凝集する．この凝集原をもつ血液を Rh（＋）型，持たない血液を Rh（－）型という．日本人では99.5％が Rh（＋），0.5％が Rh（－）である．

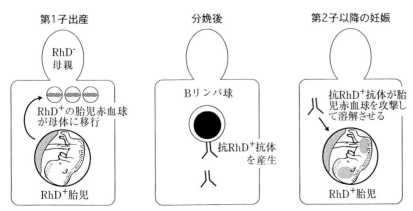

図 2-4　Rh（－）による妊娠（胎児溶血性疾患）

　第 1 子の不適合妊娠時に RhD⁺の胎児赤血球が母体の血行に逆流し，この抗原刺激で母親は，B リンパ球から IgG クラスの抗 Rh 抗体を産生する．第 2 子以降の妊娠で胎盤を通して胎児にこの抗体が移行し，Rh 不適合の場合には胎児の赤血球を溶解する原因となる．

4. 発生異常（奇形）

　出生前の種々の原因による異常（上記§2. と§3.）に加えて，形態学的異常が生理的変動範囲を超えて現れた場合を奇形という．奇形と呼ばれるものにどのような種類があるかを表2-1に，また，奇形の発生に関与する因子を表2-2に示す．

表 2-1　奇形の種類

発育抑制（無形成や発育不全）	無脳症，脾欠損，小顎症など
分離・融合障害	馬蹄腎，兎唇，双角子宮など
残存・遺残	ボタロー管開存，卵円孔開存など
癒着・開通障害	頭胸結合体，胆道狭窄など
位置異常	全内臓逆位症，異所性膵など
過剰発育・過形成	巨大結腸など

表 2-2　催奇形因子

遺伝子異常	2. の遺伝子病を参照
染色体異常	3. の配偶子病を参照
両親の年齢	年齢が進むと頻度を増す．特に，母親が35歳以上の初産など
母体側因子	ウイルス[4]，原虫などに感染するなど
内分泌障害	母親の糖尿病，甲状腺機能低下症など
栄養因子	ヨウ素欠乏など
化学的因子	多飲酒，ホルモン剤や抗癌剤の投与・服用など
物理的因子	羊水過多症，放射線被曝など

4　妊娠中の感染によって胎児に奇形または重篤な母子感染症を引き起こす恐れのある疾患の総称としてTORCH症候群という用語がある．頭文字の由来は，T：トキソプラズマ，R：風疹ウイルス，C：サイトメガロウイルス，H：単純ヘルペスウイルス，O：その他（B型肝炎，水痘・帯状疱疹，梅毒などを含む）である．

5. 遺伝子工学とは

　小人症と呼ばれる人は成人でも身長がおよそ120cm位である．これは成長期に成長ホルモン分泌が少なかったことに起因する．治療法として，①承諾を得た屍体から摘出した下垂体ホルモンの投与，②ウシの下垂体の投与，などが試みられてきたものの治療成績は芳しくなかった．そこで遺伝子操作を駆使して人工的にヒトの成長ホルモンを作り，小人症の治療に用いてきた．このように，DNA，RNAにさまざまな操作を加えることによって欠損しているペプチドホルモンや酵素などを人工的に作ろうとして発達したのが遺伝子工学である．これを支える技術はバイオテクノロジーと呼ばれている．表2-3にその技法と臨床応用を示す．この技術により先天性疾患に対する明るい未来が開けてきている．

遺伝子工学：genetic engineering

表 2-3　遺伝子工学に用いられる技法と臨床応用

組み換え DNA 法	DNA を制限酵素で切断し，ベクターと呼ばれるものに組み込んで，大腸菌などに運び，これらの分裂によって構成の明らかな遺伝子を多量に得ることができる．
核酸塩基配列決定技術	組み換え DNA 法によって得られた DNA 断片の一次構造を解析し，アミノ酸の配列を決める．
遺伝子合成技術	核酸塩基配列決定技術で得られた塩基配列の順序に従って遺伝子を人工的に合成する．

遺伝的組換え：genetic recombination

遺伝子工学の臨床応用

新薬の開発	成長ホルモン，インターフェロン，肝炎ワクチンなど
DNA 診断	遺伝性疾患保因者のチェック
遺伝子治療	ADA 欠損症，サイトカイン遺伝子療法，ノックアウト法など

遺伝子治療：gene therapy

6. 21世紀への展望

2003年4月14日，日米英独仏中6カ国の首脳がヒトゲノム解読計画の完了を宣言し，99.99％の精度で，99％まで読み取り，遺伝子3万2615個を同定した．今後はヒトゲノム科学の進展が期待されている．今までは「遺伝」といえば，前述した「遺伝性疾患」や「染色体異常」のみが考えられてきた．しかし，遺伝医学の進歩によって，生活習慣病の危険因子としての体質（遺伝性素因）や，感染症に対する抵抗性なども遺伝子によって規定されていることが分かってきた．したがって，今後病気にかかりやすい人とかかりにくい人との差異が分かれば，病気を克服できる可能性が出てきた．また，ヒトゲノムからポストゲノムの時代になり，「未病[5]医学」（一次予防）の考え方が広がり，ゲノム研究か

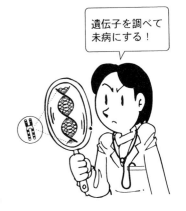

遺伝子を調べて未病にする！

5　未病とは，自覚症状はないが，検査値では異常があり，放置すれば重症化する状態．

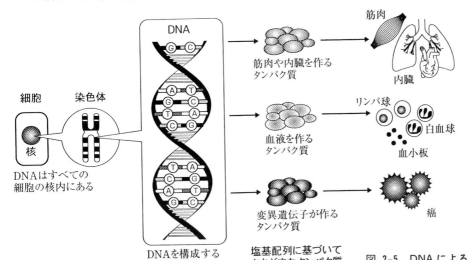

細胞　染色体　DNA

核

DNAはすべての細胞の核内にある

DNAを構成する塩基配列

筋肉や内臓を作るタンパク質

血液を作るタンパク質

変異遺伝子が作るタンパク質

塩基配列に基づいてさまざまなタンパク質が作られる

筋肉

内臓

リンパ球

白血球

血小板

癌

図 2-5　DNA によるタンパク質の遺伝情報と合成されるタンパク質

ら生分解性のプラスチックやイネの改良，DNA の解析に役立つ生物材料を工学の技術を応用したナノバイオデバイス，ゲノム情報に基づく創薬，クローン技術など，今後生活・医療・産業へと広い分野で利用が進んでいくと考えられる．山中伸弥氏による iPS 細胞を使った疾患治療が始まってきたし，血液一滴からマイクロ RNA を使ったがん診断対応も進みつつある．

血友病ってなに？

　出血を止めるには血液を固めるための凝固因子が必要である．この血液凝固因子が先天的に作られなかったり，あるいはその働きが弱かったりすると，関節内や歯肉に出血が起こったり，頭蓋内出血が生じたりすることがある．このような疾患を血友病という．抗血友病製剤がエイズの1つの原因としてクローズアップされたが，現在では加熱製剤を使用することによりこの危険はなくなった．

セルフ・アセスメント問題2

A.　正しい組み合わせはどれか．
  a.　配偶子病は遺伝子自身の異常により起こる．
  b.　胎芽病は妊娠初期に有害な因子が加わったために起こる．
  c.　ヒトの染色体は22対（44本）の常染色体と2本の性染色体よりなる．
  d.　21トリソミーは21番目の染色体が1本多い状態をさす．
  e.　血友病は常染色体劣性遺伝形式を示す．
 1.a,b,c　2.a,b,e　3.a,d,e　4.b,c,d　5.c,d,e

B.　誤っているものはどれか．
  1.　フェニルケトン尿症は常染色体劣性遺伝形式をとる．
  2.　ダウン症候群では，心奇形の合併頻度は高い．
  3.　Rh 不適合妊娠では妊娠回数を重ねるほど症状が強く出やすい．
  4.　ターナー症候群では外性器は男性型を示す．
  5.　クラインフェルター症候群は XXY 型の性染色体を示す．

第3章　細胞のパワーダウン（細胞・組織の傷害）

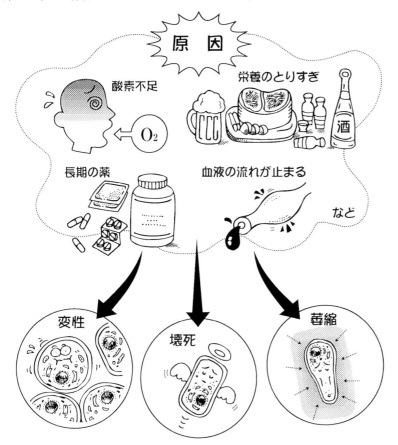

　私たちは毎日の食事などからとる栄養素を使ってエネルギーを作り出し，体のリフレッシュを行っています．しかし，正常な細胞やこれらの集合体である組織が何らかの原因で障害を受ければ，今までの形態や機能が衰退し，本来の代謝や機能が行われなくなってしまいます．これは身体にとってマイナスの状態であり，まさに細胞のパワーダウンです．

　年をとるとか，ある種の病気になると，細胞の数や大きさが減ってしまうことがあります．これを萎縮と呼びます．また，細胞や組織が死に至らない程度の障害を受けたとき，通常体内では見られない物質があぶり出しのように出現したり，正常でもある程度存在するがその量が異常に多くなったりする場合がありますが，これらをまとめて変性と呼びます．変性を引き起こす原因が取り除かれると回復するものもありますが，さらに悪化して，組織が腐って死んでしまう場合もあり，これを壊死といいます．これらを防ぐにはどうしたらよいのでしょうか．

　この章では，細胞の本来の能力が低下してしまう障害（退行性病変）について学びます．

　それではさっそく未知の扉を開いてみましょう．

1. 退行性病変とは

種々の代謝障害により正常な機能が低下または停止した結果，病気として現れた状態を代謝障害，または退行性病変という．この病変には変性（異常物質の出現や異常沈着），壊死（細胞の死），萎縮（細胞容積の減少）の3つがあり，いずれも死に向かっていく変化である．その原因には以下のようなものがある（表3-1）．

退行性病変：regressive change

壊死：necrosis

萎縮：atrophy

表 3-1　退行性病変をきたす原因

生体側の障害	循環障害による虚血（酸素不足によりミトコンドリアの死から細胞の死へ進む），免疫力の減退，栄養不足など
生物的障害	ウイルスや細胞や原虫などによる感染など
化学的障害	薬物，毒性物質（サリン，メタミドホス）など
物理的障害	外傷，機械的圧排，放射線，熱刺激など

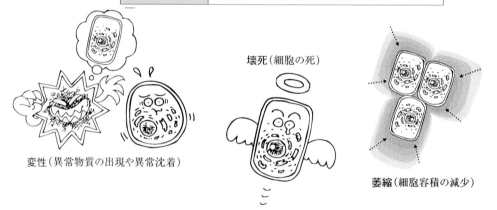

変性（異常物質の出現や異常沈着）

壊死（細胞の死）

萎縮（細胞容積の減少）

2. 変　　性

代謝する能力が障害された結果，細胞や組織に異常物質が出現（沈着）したり，生理的に存在する物質でも，大量の沈着が細胞外や細胞内に起こすことを変性という．一般的にこの変化は可逆的である．

変性：degeneration

臨床現場では，低タンパク血症，さらにこれに起因した尿毒症や肝性昏睡が問題となる．

1）タンパク質変性

（1）フィブリノイド（類線維素）変性

膠原病の人や高血圧症などの血管壁にみられ，均質無構造で，線維素（フィブリン）と同様の染色性を示す物質が沈着する．

（2）アミロイド変性

正常組織には存在しない異常な線維性タンパク質，すなわちアミロイドが体内に沈着した状態をアミロイドーシスと呼ぶ（図3-1）．

アミロイドーシスを起こす原因物質と主な疾患名を表3-2に示す．

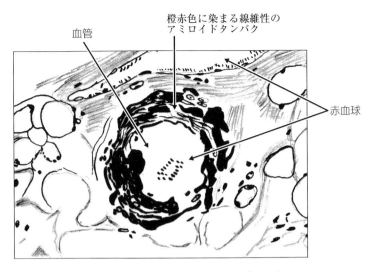

図 3-1　アミロイド沈着（口絵①参照）

表 3-2　アミロイドーシスを起こす原因物質と主な疾患名

原因となる物質	疾　患　名
免疫グロブリンのL鎖	多発性骨髄腫，原発性アミロイドーシス
アミロイドAタンパク	関節リウマチ，結核など
トランスサイレチン	家族性アミロイドーシス
β_2ミクログロブリン	透析アミロイドーシス
β前駆体タンパク[1]	脳アミロイドーシス（アルツハイマー病，プリオン病）

1　表上記4つの全身性アミロイドーシスに対して，限局性アミロイドーシスといわれ，この他に甲状腺髄様癌，膵インスリノーマなどで生じる.

（3）硝子変性・硝子滴変性

　硝子様物質（エオジンで赤く染まる均質透明な光沢を帯びる物質）が細胞内や細胞間に蓄積する場合を硝子変性といい，代表的なものは糖尿病性腎症にみられる（図3-2）.一方，タンパク尿を伴う腎の近位尿細管上皮内に，エオジン

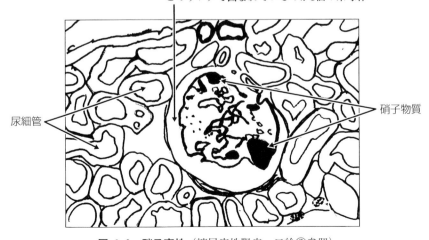

図 3-2　硝子変性（糖尿病性腎症，口絵②参照）

に染まる小滴（硝子滴）が充満した状態を硝子滴変性といい，尿細管上皮内での再吸収能の亢進（こうしん）に起因すると考えられる（図3-3）.

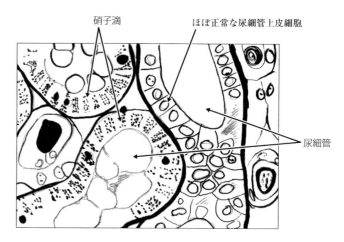

図 3-3　硝子滴変性（口絵③参照）

(4) 粘液変性

粘液を産生する上皮細胞（杯細胞（さかずきさいぼう））にみられる.

(5) コロイド変性

慢性腎盂腎炎の尿細管内，甲状腺癌（こうじょうせんがん）や甲状腺腫のときの濾胞上皮（ろほうじょうひ）にコロイド物質が認められる.

2) 脂質変性

酸素欠乏や薬物中毒などによる細胞障害因子によって，ミトコンドリアのエネルギー生成の障害，酸化的リン酸化の低下，脂肪の酸化障害がもたらされ，脂質が細胞内に脂肪滴となって沈着する状態で，脂肪肝（図3-4）や動脈硬化症が該当する.

脂肪肝は，肝細胞内に脂肪含有が10%以上（正常は5％前後）の中性脂肪が沈着したもので，糖尿病，高度の肥満，アルコール多飲，薬剤などが誘因となる.

脂肪肝：fatty liver
非アルコール性脂肪肝（NAFL）と非アルコール性脂肪性肝炎（NASH）があり，脂肪肝→NASH→肝硬変や肝がんに進むことがある.
糖尿病：diabetes mellitus

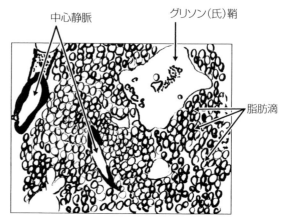

図 3-4　脂肪肝（口絵④参照）

粥状動脈硬化症：atherosclerosis

　粥状動脈硬化症はコレステロールを含むリポタンパク質が動脈内膜に沈
着し，小隆起（アテローム：粥腫）を形成し，血管内腔を狭めたり，弾力性を
悪くする（図3-5）．粥状動脈硬化の危険因子には高脂血症，高血圧，糖尿病，
喫煙などがあげられる．

　高脂血症は，血液中に溶けている脂質の値が必要量よりも
異常に多い状態をいう．これは silent disease といわれ，高
脂血症であってもほとんどの場合において自覚症状がないの
が特徴である．血中脂質にはコレステロール，リン脂質，中
性脂肪，遊離脂肪酸などがあり，総コレステロール値が高い
タイプと中性脂肪値が高いタイプあるいはその両方の値が高
いタイプに区別され，血液中の脂質が高い状態が続くと狭心
症，心筋梗塞などの心臓病にかかる危険性が高くなる．日本
動脈硬化学会は，「動脈硬化性疾患予防ガイドライン2017年
版」を公表し，高脂血症を脂質異常症に改め，総コレステロー
ル値を予防や診療の基準にするのをやめた．診断基準（空腹
時採血）は，①LDL コレステロール（LDL-C）値（140mg/
dL 以上），②HDL コレステロール（HDL-C）値（40mg/
dL 未満），③中性脂肪（トリグリセリド）値（150mg/dL 以上），
④Non-HDL コレステロール170mg/dL 以上（高 non-HDL
コレステロール血症）とした．さらに，レムナント（残余体）
や小型粒子の小型 LDL が動脈硬化症では問題となっている．

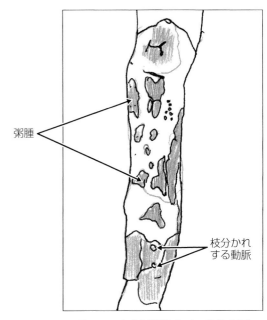

粥腫

枝分かれ
する動脈

図 3-5　大動脈硬化症（口絵⑤参照）

3）糖質変性

(1) 糖原病[1]

　食物中の糖質は，腸管内でグルコースに分解されたのち吸収され，グリコー
ゲン（糖原）として肝臓や筋肉に貯蔵される．グリコーゲンの代謝に関与する
酵素欠損によって起こる糖原病は，肝臓，脾臓，腎臓，心臓などに多量のグリ
コーゲンが蓄積する疾患である．これは先天性糖質代謝障害である（第 2 章
2.2）常染色体劣性遺伝 参照）．

(2) 糖尿病

　糖尿病は，膵臓のランゲルハンス島（ラ島）内にある β（B）細胞の機能障
害によって，インスリンの絶対的あるいは相対的分泌不足によって，また，肝
臓や筋肉でのインスリン抵抗性の増大によって誘発される．血糖の上昇（過血
糖）と尿糖の出現が持続して認められ，徐々に全身障害をもたらす厄介な疾患
である．

　糖尿病は，肥満，膵疾患，肝疾患，妊娠，感染，ストレス，薬剤（ステロイ
ドなど），遺伝因子などが単独あるいは複合して発症するが，原因が不明な場
合も多い．糖尿病は大きく 2 つに分類される（表3-3）．

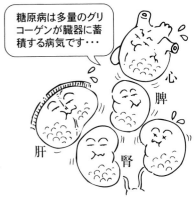

糖原病は多量のグリ
コーゲンが臓器に蓄
積する病気です…

心

脾

肝

腎

表 3-3　糖尿病（Diabetes mellitus: DM）の種類と特徴

種　類	1型（若年型）	2型（成人型）
別名	インスリン依存型糖尿病＝IDDM[2]	インスリン非依存型糖尿病＝NIDDM
年齢	11～12歳に多い（＜30歳）	中高年（＞40歳）に多い
特徴	ケトン体出現（ケトアシドーシス），高血糖，体重減少	ケトーシスはまれで非ケトン性高浸透圧性昏睡を起こす．遺伝因子，環境因子，糖毒性
HLA抗原	DR3，DR4-BW54，DR9-BW61	なし
発症関連因子	環境要因（ウイルス感染など），遺伝，免疫異常	環境要因（肥満，ストレスなど），遺伝（IDDMより濃厚），加齢
自己抗体	抗ラ島細胞抗体（ICA），抗GAD抗体[3]	まれ
検査	インスリン分泌能	糖負荷試験（GTT）HbA1c（糖化ヘモグロビン）フルクトサミン（糖化アルブミン）

2　IDDMは，自己免疫が原因（タイプA）と他の疾患（ウイルスなどの関与）が原因（タイプB）の2つに分けられる．

3　グルタミン酸脱炭酸酵素（GAD）は，脳内でグルタミン酸よりVB₆を補酵素としてGABAを合成する酵素である．この酵素は脳組織，膵ラ氏島，甲状腺，副腎などに存在する．

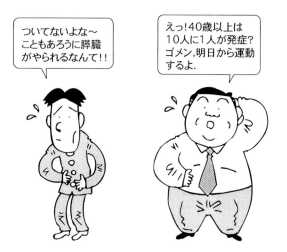

他の病気に続発して二次的に糖尿病を起こす疾患として，①膵性糖尿病（膵の摘出，膵壊死，膵炎など），②医原性糖尿病（副腎皮質ホルモン剤の長期連用による），③脳下垂体の機能亢進（クッシング症候群など）がある．また妊娠を契機にしておきる妊娠糖尿病などがある．

糖尿病になると抵抗力の低下，体重減少，さらには，表3-4に示す合併症が引き起こされる．

インスリン不足がもたらす代謝異常を図3-6に示す．

表 3-4　糖尿病の合併症

糖尿病性腎症	腎不全から尿毒症を起こす（血液透析が必要）.
糖尿病性網膜症, 白内障	視力減退, 失明などを起こす.
糖尿病神経障害	末梢神経障害（膀胱収縮傷害など）, 知覚異常, 腱反射の減弱, 起立性低血圧, 下痢など.
糖尿病性血管病変	動脈硬化による心筋梗塞や脳梗塞の合併や下肢の壊疽（えそ）, 高血圧など.

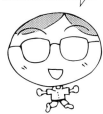

糖尿病は代謝疾患で, 全身に影響を及ぼし合併症がこわいんだね.

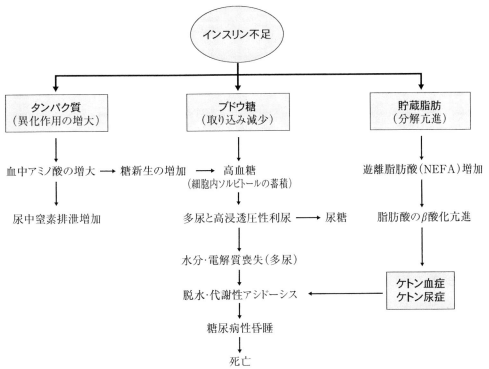

図 3-6　インスリン不足による主な代謝の乱れ

4）その他の変性

（1）鉄代謝障害

　赤血球が赤いのは中に含まれるヘモグロビン色素が赤いからである. ヘモグロビン色素は鉄を含むタンパク質であるが, 老廃赤血球より派生した鉄は血清中のトランスフェリンと結合して骨髄に運ばれ, 新たな赤血球形成に再利用される. この流れが壊れると, 肝臓・脾臓・骨髄などの網内系細胞に鉄を結合したタンパクが貪食（どんしょく）され, それらの細胞内や組織中に鉄が過剰に沈着する. これを血鉄症（ヘモジデローシス）という（図3-7）. 血鉄症によって, 肝機能障害を起こしたり, 肺では心臓病細胞[4]の出現がみられる. さらに輸血などによって多量の鉄沈着を全身に起こした場合を血色素症（ヘモクロマトーシス）という.

貧血と言っても原因はいろいろだ. 調べてみよう.

　4　心臓病細胞（heart-failure cell）または心不全細胞ともいう. 顕微鏡で見ると, 茶褐色のヘモジデリンを含んだ肺内に存在するマクロファージのこと. 僧帽弁閉鎖不全や狭窄のとき, 肺のうっ血が持続しているとみられる.

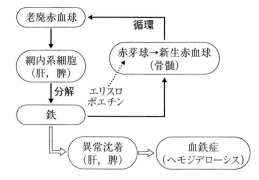

図 3-7　体内における鉄のサイクルと血鉄症

（2）メラニン色素代謝障害

　メラニン色素は，チロシンの酸化（チロシナーゼの作用）によって，皮膚の
メラニン細胞内で生合成されるタンパク質で，メラニン細胞刺激ホルモン
（MSH），副腎皮質刺激ホルモン（ACTH），エストロゲン，紫外線などが促
進的に作用する．メラニン色素は，皮膚・毛髪・乳房・外陰部・中枢神経系
（黒質，脳脊髄軟膜）に存在し，紫外線に対する防御作用があるが，この色素
の過剰沈着は日焼け，蒙古斑（乳幼児），アジソン病などでみられる．一方，
メラニン色素の欠如には白子症がある．また，腫瘍性増殖としては色素性母
斑や悪性黒色腫が知られる．

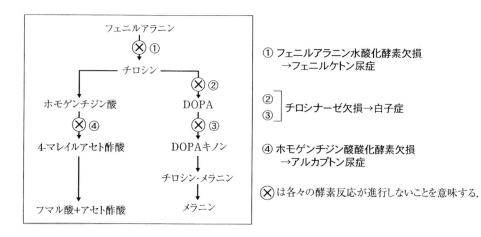

図 3-8　フェニルアラニン・チロシンの代謝と代謝異常症

　チロシンより生成するドーパ（DOPA）は，神経伝達物質としての作用
をもち，黒質線条体での含量低下は，パーキンソン症候群を引き起こす．

（3）ビリルビン代謝障害（黄疸）

　破壊された赤血球の処理過程でできるビリルビン（図3-9）の血中正常値は
1.0 mg/dL以下であるが，2.0 mg/dL以上になるとほぼ全身が黄色になる．こ
のビリルビンは，肝臓でグルクロン酸抱合を受けると直接型ビリルビンと呼ば
れ，抱合を受ける以前のビリルビンを間接型ビリルビンという（図3-9）．ビリ
ルビンが関与する疾患を表3-5に示す．

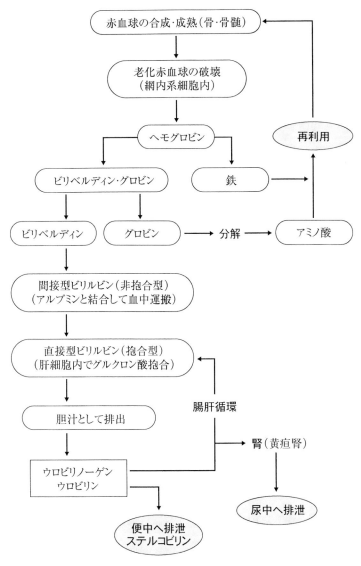

図 3-9 ビリルビン代謝

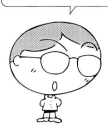

胆管がつまってビリルビンが排泄されないと，便が白くなるってほんとなの？

表 3-5 ビリルビンが関与する主な疾患

主　な　疾　患	上昇するビリルビンの種類
血液型不適合（ABO，母児間）などによる溶血性黄疸	間接型
ウイルス肝炎や妊娠中毒による肝性黄疸	直接型＞間接型
胆管系の悪性腫瘍などによる閉塞性黄疸	直接型

(4) カルシウム代謝障害

　血液凝固や筋収縮などに関与するカルシウムは，血中ではその40%がアルブミンなどのタンパク質と結合している．したがって低アルブミン血症をきたす疾患，たとえば，肝硬変，ネフローゼ症候群[5]，低栄養では見かけ上の低カルシウム血症をきたす．低カルシウム血症では筋肉の痙攣（テタニー）を起こし，逆に高カルシウム血症では血管壁，心筋，腎臓などに石灰沈着を起こす．

5　ネフローゼ症候群 nephrotic syndrome　①大量のタンパク尿（3.5g以上／日），②低タンパク血症（6.0g/dL以下），特に血清アルブミンの低下（3.0g/dL以下），③著しい浮腫の3つの徴候がみられる一群の疾患群をいい，多くの場合④高脂血症（血清総コレステロール250mg/dL以上）を伴う．

(5) 尿酸代謝障害

痛風：gout

6　指趾の趾は足のこと.

　アレキサンダー大王やニュートンもかかったといわれている痛風は，遺伝や食事が関与し，男性に多い病気である．尿酸の産生が異常に増加したり腎からの排泄障害があると，尿酸や尿酸塩の結晶が指趾[6]などの関節や耳介に沈着し痛みが走る．この痛みを伴う腫れた部分を痛風結節という．高尿酸血症は，多量の肉食やアルコール過飲，細胞の破壊（白血病など），慢性腎不全や激しい運動によりもたらされ，その結果，痛風性関節炎や痛風腎を起こす（図3-10）．

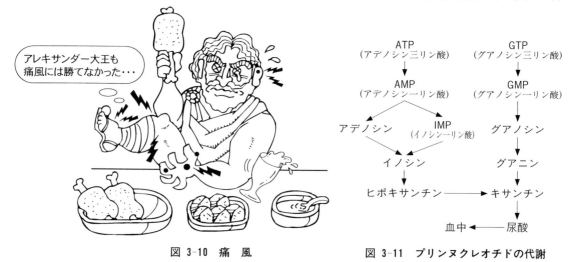

図 3-10　痛　風

図 3-11　プリンヌクレオチドの代謝

(6) 結石による障害

　代表的なものに胆石と尿路結石がある．胆石の主な構成成分は，コレステロールとビリルビンであり，主に胆管および胆嚢内にみられる（図3-12，図3-

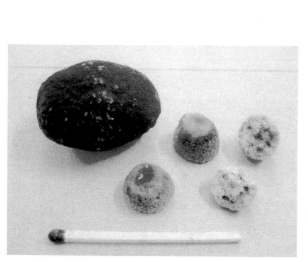

図 3-12　胆　石

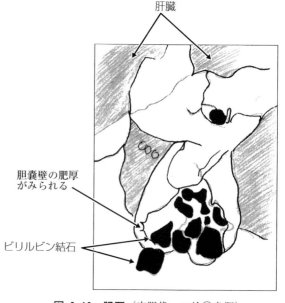

図 3-13　胆　石（肉眼像，口絵⑥参照）

13）．胆管が詰まると黄疸_{おうだん}やときに化膿性腹膜炎や胆嚢癌を起こすことがある．一方，尿路結石は中年男性に多く，腎盂_{じんう}に結石ができ尿路を閉塞_{へいそく}すると水腎症や腎盂腎炎を起こすことがある（図3-14）．

黄疸：icterus（jaundice）

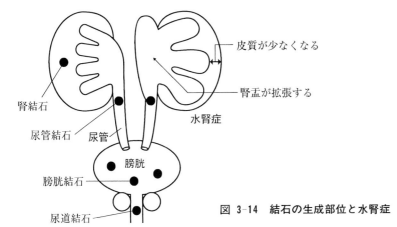

腎結石

尿管結石　尿管

膀胱結石　膀胱

尿道結石

皮質が少なくなる

腎盂が拡張する

水腎症

図 3-14　結石の生成部位と水腎症

3. 細胞の死（アポトーシスとネクローシス）

　ある臓器や組織が正常な機能を維持するには，しばしばそれを構成する細胞の一部が死滅することが必要である．このような細胞死は生理的な死であり，プログラム死（programmed cell death: apoptosis）と呼ぶ．アポトーシスを起こした細胞は，核や細胞質の凝縮あるいは分断化（アポトーシス小体やDNA断片化）を起こすが，細胞膜は傷害されず，能動的な細胞死である．

　一方，ネクローシス（壊死）は（1）血行障害による虚血性変化，（2）物理的・化学的障害（凍傷，放射線や強酸，強アルカリなど），（3）細菌毒素などで傷害を受けた結果として起こった受動的な細胞や組織の局所的な死（不可逆的な変化）を意味し，その周囲には死滅した細胞を処理するために貪食細胞が多くみられ，激しい生体反応を起こす受動的な細胞死である．壊死に陥った部位がさらに二次的変化（腐敗菌が感染するなど）を受けた場合を壊疽_{えそ}という．壊死と壊疽の種類と例を表3-6に示す．

アポトーシス：apoptosis

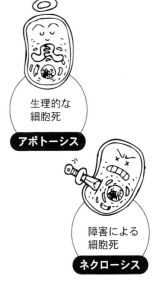

生理的な細胞死

アポトーシス

障害による細胞死

ネクローシス

表 3-6　壊死と壊疽の特徴と代表例

種　　類		壊死部位による変化	例
凝固壊死		タンパク成分の凝固	心筋梗塞，結核症[8]
融解壊死		酵素による融解	脳軟化症，脂肪壊死
壊疽	乾性壊疽	壊死部の蒸発乾燥	ミイラ，臍_{へそ}の緒_お
	湿性壊疽[7]	感染部の腐敗性変化	肺壊疽，壊疽性虫垂炎

7　**ガス壊疽**　湿性壊疽にさらにガス産生菌が感染し，ガス産生がみられる場合をいう．
8　乾酪壊死に分類されることもある（図6-8参照）．

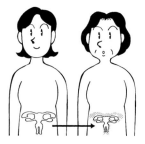

生理的萎縮
（閉経後の卵巣・子宮）

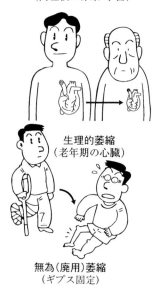

生理的萎縮
（老年期の心臓）

無為（廃用）萎縮
（ギプス固定）

図 3-15　萎　縮

4. 萎　縮

　本来固有の大きさに成長した臓器・組織・細胞が再び縮小することを萎縮といい，多少なりとも機能低下を起こす．これに対して，発育が途中で停止し，正常の大きさにまで達しない場合を低形成という．数日間入院すると足が細くなる無為萎縮は，「使わない筋肉は不必要」と体が勘違いすることにより起こる．萎縮の種類とその例を表3-7に示す．

表 3-7　萎縮の種類とその例

種　　類	例
生理的萎縮	扁桃腺，胸腺，閉経後の卵巣・子宮など
栄養障害性萎縮	飢餓，動脈硬化性萎縮腎など
悪液質性萎縮	癌性悪液質[9]
圧迫萎縮	腫瘍，大動脈瘤，褥瘡，水腎症など
無為（廃用）萎縮	長期臥床者，ギプス固定など
中毒性萎縮	ヨード剤，鉛など
放射線性萎縮	骨髄，精巣（睾丸）・卵巣など
神経性萎縮	脊髄性進行性筋萎縮症[10]や神経切断など
内分泌性萎縮	下垂体ホルモン分泌低下など

9　悪液質　全身の衰弱・やせとともに皮膚は貧血で特有の灰黄色を呈し，眼瞼や下腿に浮腫のほか，皮膚の色素沈着を起こすような状態を指す．

10　下位運動神経の脊髄前角細胞の変性，消失のため，骨格筋の萎縮と筋力低下をみる疾患．

セルフ・アセスメント問題3

A.　正しい組み合わせはどれか.

　a.　生理的萎縮では高齢者で骨髄の脂肪が減少する.

　b.　水腎症による腎実質の萎縮は栄養障害性に含まれる.

　c.　ビリルビン代謝障害では黄疸がみられる.

　d.　アミロイド変性はタンパク質変性の1種である.

　e.　脂肪変性はしばしば肝臓にみられる.

　1.a,b,c　2.a,b,e　3.a,d,e　4.b,c,d　5.c,d,e

B.　誤っているのはどれか.

　a.　白子症は鉄代謝障害により起こる.

　b.　閉塞性黄疸では血中の直接型ビリルビンが上昇する.

　c.　結石症は無機質代謝異常により起こる.

　d.　溶血によって，直接型ビリルビンが主体となる上昇を示す.

　e.　若年型糖尿病は非インスリン依存型糖尿病が多い.

　1.a,b,c　2.a,b,e　3.a,d,e　4.b,c,d　5.c,d,e

第4章　循環障害

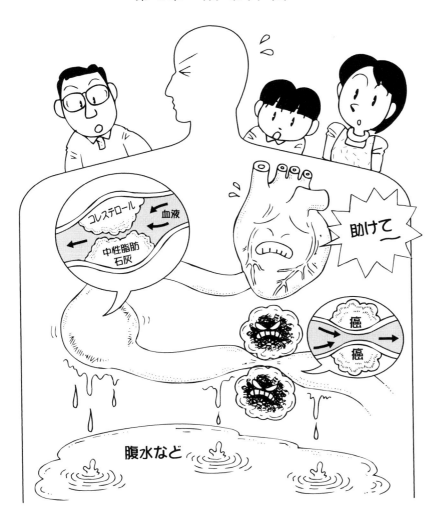

　この世に「生」を受ける前から拍動し続ける疲れ知らずのパワフルなポンプ，それが心臓です．打ち続ける心臓が，私たちの体の隅々にまで酸素や栄養素あるいは生理活性物質などを送り届けている．また，その血流によって体内の不要物を体外へと排出している．大動脈内を血液が流れるスピードはものすごい速さで時速72kmにもなるといわれています．

　私たちは町中で交通渋滞にあうと細い脇道（バイパス）を利用するように，血液の流れが悪くなったときは，苦肉の策として迂回路に相当する循環経路（傍側循環）をあみだします．時には失敗して破れることもあります．また，体内水分の排泄ができなくなって水ぶくれ（浮腫）になったり，血管が詰まって血流が停止する閉塞という病気もあります．

　この章では，心臓の機能が十分に果たせなくなる心疾患や血管内の血液の流れの変化，さらに，そこに詰まる原因などについて学びます．

　それではさっそく未知の扉を開いてみましょう．

え！1日に7000*l*もの
血液を送り出すの？
すごいポンプだね，
心臓って．

1. 血液がたどる道筋（循環器系の構造）

　心臓から出た血液は，全身の細胞に酸素や栄養を運ぶ．そして身体にとって
不要な二酸化炭素は肺へ運ばれ，そこで酸素と交換して心臓に戻るという循環
を繰り返す．成人の心臓は握りこぶし位の大きさで重さは250〜350gある．心
臓は2心房2心室の4つの部屋に分かれ，1回の収縮で約70mLの血液を押し
出す．したがって1分間で約5L（体重60kgの全血液量にほぼ相当）の血液が
拍出される．心臓が絶えず拍動し続けるには，心筋に栄養を与えることが必要
で，この役割は心臓を取り巻く冠状動脈が担う（図4-1(a)）．したがって，冠
状動脈に動脈硬化が生じれば，血流が少なくなり心臓が悲鳴をあげる狭心症を
起こしたり，あるいは血流が停止して心筋の一部が死んでしまい（壊死），心
筋梗塞を起こすことになる（図4-1(b)）．

狭心症：angina pectoris

心筋梗塞：myocardial infarction

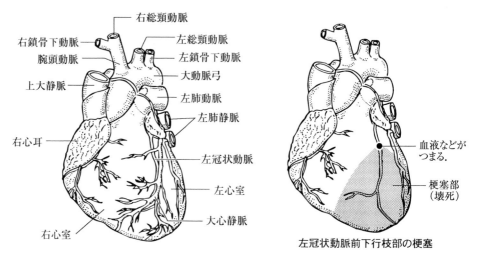

図 4-1　心臓の名称(a)および心筋梗塞(b)

　脳から拍動の命令がなくてもリズミカルに打ち続ける心臓の鼓動．これは，
右心房にある洞房結節からの規則的なリズムにより，心筋に収縮のパルスを出
しているからである．このパルスの電気刺激を刺激伝導系という．もしもこの
洞房結節に故障が起これば，心電図波形が乱れて危険であるが，実は別の心筋
細胞がその役目をするバックアップ機能がある．収縮で押し出された血液の流
れには，右心室→肺→左心房へと回る肺循環（小循環）と，左心室→全身→右
心房へと回る体循環（大循環）がある．体内の各臓器にどれくらいの血液が心
臓から供給されているのかを図4-2に示す．

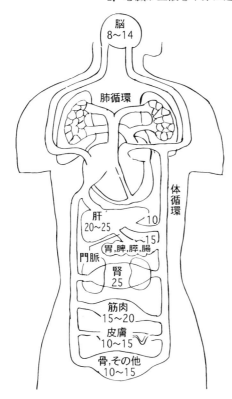

図 4-2　血液循環系と血流量の分布（数字は心拍出量のおおよその分配率（％））

2. 心臓が血液を十分に送りだせない危険状態（心不全）

　大量出血により血液量が減少したときや，心筋梗塞などで心筋の収縮力が少なくなったとき，全身に必要な血液を送れなくなることがある．この状態を心不全という．これには，全身に血液を送る左心室に異常がある左心不全と，肺に血液を送る右心室の働きに異常がある右心不全の2種類がある（図4-3）．

　正常な心臓と肺と肝臓の関係を図4-4に示す．心不全になると，全身に送られる血流量は減少し，心臓に戻る血流が滞ることになる．心臓を中心にして，血流の先方（末梢）に生じる病態を前方不全，血流の後方に生じる病態を後方不全と呼ぶ（表4-2）．

表 4-1　心不全に伴ってみられる病態

	前 方 不 全	後 方 不 全
左心不全	腎，肝，脳などに虚血性変化 心拍出量の減少	肺のうっ血水腫，心臓喘息[1]，起坐呼吸 心臓病細胞，呼吸困難，肺線維症
右心不全	肺高血圧症，肺梗塞 左心不全の後方不全も含める	慢性肝うっ血（肉ずく肝） 組織液の貯留→全身浮腫

破線は後負荷，太線実線は前負荷と臨床現場ではいう．

1　左心不全による肺うっ血のために起こる呼吸困難の発作を指し，気管支喘息と対比して呼ぶ．
　臨床的には血管内容積の問題として，心臓からの血流の流れで後負荷（末梢血管抵抗）と前負荷（心房の容積拡大）としている．

肉ずく肝：nut meg liver

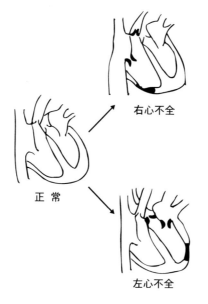

右心不全の原因　心筋梗塞, 弁膜症 (三尖弁, 肺動脈弁), 肺高血圧など.
結果：肝臓に慢性うっ血が起こる.

左心不全の原因　心筋梗塞, 心筋炎, 弁膜症 (僧帽弁, 大動脈弁) など.
結果：全身の虚血と肺に慢性うっ血が起こる.

図 4-3　右心不全と左心不全
　右心室に異常がある結果, 肺へ送る血液量が減少する場合 (右心不全) と, 左心室に異常がある結果, 全身に送る血液量が減少する場合 (左心不全) がある.

肺静脈血をなぜ動脈血と呼ぶかは, 酸素分圧が高い血液と名前をつけたからだ. 逆に肺動脈血は二酸化炭素分圧が高い血液あるいは酸素分圧が低い血液のことを言う.

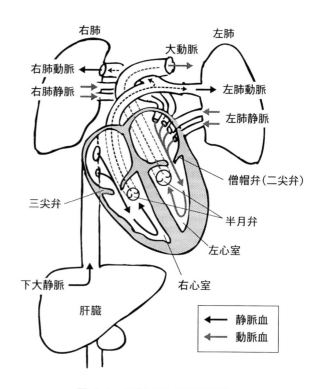

図 4-4　心臓と肺と肝臓の関係

3. 高血圧とは

高血圧（HT）：hypertension

　血圧は，心臓から送り出される血液量（心拍出量）と血管壁の抵抗によって調節される．高血圧を促進する因子は多様である（図4-5）．高血圧には，原因不明の一次性（本態性）高血圧症（90％以上）と，高血圧を起こす原因となる病気がはっきりしている二次性（続発性）高血圧症とに区分される．後者の場合，原因となる病気（表4-2）を治せば血圧を正常範囲に戻すことが可能である．

　高血圧が長く続くと，以下の①〜③が合併症としてみられることが多い．
①脳では脳梗塞，クモ膜下出血，眼底出血など．
②血管壁では粥状動脈硬化症，解離性大動脈瘤，細小動脈硬化症など．
③心筋梗塞など．

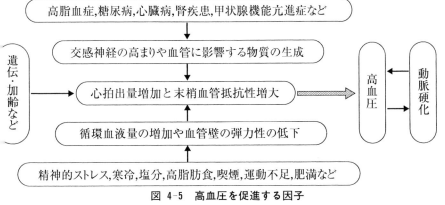

図 4-5　高血圧を促進する因子

心臓から血液が出るときの血圧（収縮期血圧）が140mmHg以上

かつ／または

心臓に血液を貯めるときの血圧（拡張期血圧）が90mmHg以上

高血圧

表 4-2　二次性（続発性）高血圧を起こす疾患と関連する臓器

疾　　患	関連する臓器
糸球体腎炎，腎盂腎炎，糖尿病性腎症など	腎実質
動脈炎，血栓症など	腎血管
尿路結石など	尿管，膀胱など
褐色細胞腫，クッシング症候群，原発性アルドステロン症など	副腎
末端肥大症など	下垂体
甲状腺機能亢進症など	甲状腺
腫瘍・外傷・血管障害などによる頭蓋内圧亢進など	脳
大動脈縮窄症など	心臓など（先天性奇形）
大動脈炎症候群，動脈硬化症など	血管
薬物，妊娠高血圧症候群2など	肝臓その他

　2　妊娠高血圧症候群 pregnancy induced hypertension　妊娠に伴う特異的な病態で，高血圧，タンパク尿，浮腫がみられる初期と痙攣や昏睡などの神経症状のみられる後期に分けられている．

4. 血液の流れ方に障害あり（循環血液量の障害）

正常

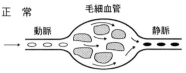

充血

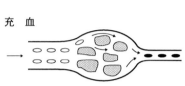

うっ血

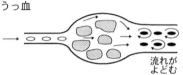

虚血

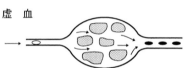

図 4-6　正常な血管と充血，
うっ血など

充血：hyperemia

うっ血：congestion

チアノーゼ：cyanosis

虚血：ischemia

出血：hemorrhage

　心臓から押し出された血液は，動脈を流れて各臓器内の毛細血管に入り，そこで栄養物や酸素を供給した後，次第に細静脈から大静脈に集まり心臓に戻る．ここでは，血管内で血液の流れ方の異常（表4-3）について説明する．

表 4-3　組織での血流量と疾患

動脈血流量 （組織へ流入する血液）	静脈血流量 （組織から流出する血液）	症　状	例
↑	→	充血	食事後の胃
→	↓	うっ血	包帯で強く圧迫
↓	→	虚血	血栓による梗塞

1）充血：局所に流入する動脈血量が増加し，静脈流出量が不変の状態

　虫刺されや皮膚を強くマッサージしたとき，あるいは食物の消化が行われている胃などでは，それぞれに流入する動脈血量が増加して，鮮紅色となる．このような状態を充血という（図4-6）．局所では動脈血の流入により，発赤・腫脹・熱感がみられ，炎症による疼痛を伴うことが多い．

2）うっ血：局所に流入する動脈血量は不変で，静脈流出量が減少した状態

　包帯を強く巻くとか，癌細胞の増殖で組織が圧迫されるとか，あるいは心臓弁膜症などで心機能が低下するなどで，静脈内の血液の流れが悪くなることがある．これがうっ血である（図4-6）．その結果，組織は二酸化炭素が多く，還元型ヘモグロビン量が増加して暗赤色となり，唇が青紫色になるチアノーゼや肺水腫を起こしたり，あるいは肉ずく肝と呼ばれる慢性の肝うっ血状態や脂肪肝がみられることがある．

3）虚血：動脈の収縮や閉塞により局所に流入する動脈血量が著しく減少した状態

　動脈硬化によって血管が狭くなるとか，あるいは血管内の閉塞により動脈血量が著しく減少した状態を虚血という（図4-6）．組織・臓器は蒼白となり，この状態が長く続くと酸素欠乏に陥って組織障害を起こしたり壊死・梗塞に陥る．

4）出血・出血性素因：血液中の全成分（血球や血漿成分）が血管外に出ること

　出血は図4-7に示すように大きく2つに分類される．
　血管壁が破綻して起こる破綻性出血には，交通事故，胃潰瘍による組織の侵

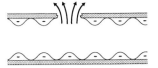

血管の一側から出血

(a)破綻性出血

にじみ出る　血管内皮細胞

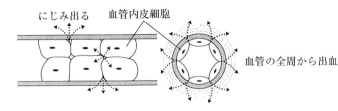

血管の全周から出血

(b)漏出性出血

図 4-7　破綻性出血（血管が破れて出血）(a)と漏出性出血（血管は破れず血管
内皮の接合部から漏れ出るように出血）(b)

食，血管がもろくなったときの脳出血（口絵⑦参照），アレルギーなどがある．
一方，漏出性出血とは，血管は破れずに，血管壁の接合部から徐々に血液成分
が漏れ出る場合で，ビタミンC不足や血小板減少，凝固因子の欠損（血友病A，
B），線維素溶解現象の亢進，うっ血，血管内皮細胞傷害などが原因と考えら
れる．出血にはいろいろな呼び名がある．たとえば，血腫（大量の血液が凝固
により塊状に固まったもの），点状出血（皮膚などに点々とみられる出血）な
どや，鼻出血や歯肉出血などと出血部位の解剖名をつけて呼ぶこともある．さ
らに，咳とともに出血する場合は喀血，胃の内容物を吐き出す場合は吐血と呼
ぶ（表4-4）．

血腫：hematoma

喀血：hemoptysis

吐血：hematemesis

表 4-4　喀血・吐血・下血の特徴

項　目	喀　血	吐　血	下　血
出血部位	口腔	口腔	肛門
血液の色	鮮紅色	暗褐色（コーヒー残渣様）	黒色～鮮紅色
病変	肺・気管支	上部消化管	消化管（上部・下部）
排泄物	泡を含む	泡を含まず／食物残渣	糞便
pH	アルカリ性	酸性	
便	正常便	食道静脈瘤，潰瘍ではタール便	タール便[3]

3　タールのようにまっ黒でネ
バネバした便の排出を意味し，肉
眼的には判明しないものを潜血便
と呼ぶ．タール便には血液の腸内
停留時間が8時間以上必要とされ
ており，出血部位が上部消化管で
も，大量出血でかつ腸通過が速い
ときは，鮮血便を伴うことがある．

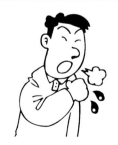

喀血→咳で血を吐く

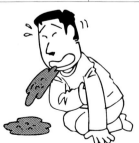

吐血→血を胃から吐く

全血液量（約5L）の1/3以上の出血があると生命は危険となる．また，脳幹部の橋に出血が起きれば急死の原因となる．心臓の破裂によって心嚢膜内に凝血塊が充満し，拍動できなくなった場合を心タンポナーデ[4]という．このような場合は出血が少なくても危険な場合があるので，注意が必要である．

心タンポナーデ：cardiac tamponade

　4　心臓刺創，心臓破裂などの外傷，心筋梗塞部の穿孔，心臓手術などにより心膜腔内に液体，もしくは血液が充満し，心臓の拡張が障害されること．

出血しやすい状態を出血性素因という．悪性腫瘍の末期や敗血症のときにはＤＩＣが起こる（本章5.2)参照）．このとき，大量の凝固因子が消費され，一方で形成された血栓を溶かすために線維素溶解（線溶）系の働きが活発化して，その結果，全身に出血しやすくなる．

ショック：shock

5）ショック（循環血液量の減少）

末梢組織に必要な循環血液量が減ったため，臓器本来の機能低下が起こった状態をいう．その結果，血圧や体温は下がり，脈は早くなり，全身の脱力感や意識障害などの低酸素状態が生じる．ショックは，一次性と二次性の2つに分類され（表4-5），臨床的には二次性ショックが問題である．

表 4-5　ショックの分類とその原因および経過

分　類	ショックの原因	経　　過
一次性	外傷・激情などの直後	失神・蒼白・冷汗などでやがて回復する．
二次性	大出血，静脈瘤や動脈瘤の破裂，やけど，下痢などの脱水，腸閉塞	循環血液量の減少や中心静脈圧が低下する結果出血性ショックに陥る．
	心筋梗塞（90%），心タンポナーデ	心拍出量の減少が起こる．
	大腸菌（33%），クレブシエラ菌（20%）などが出す内毒素	血管透過性亢進から血圧低下を引き起こす．
	ペニシリン，ワクチン注射，虫刺症，食物，ピリン系解熱鎮痛剤，局所麻酔剤など	手のしびれ感，意識障害，血圧低下を起こす．
	脊髄損傷・麻痺，激しい驚愕，脳死など	交感神経系の抑制や血管緊張性の低下を起こす．
	プロカイン，セファロスポリン，ヨード剤など	DICから出血・浮腫をきたし，やがて細胞の死を招く．

※（　）内の数値は原因内での発症頻度パーセント．

5. 血管内が詰まることによる障害（閉塞性障害）

1）血栓と血栓症

何らかの原因により心臓や血管内で血液が凝固し，血栓（血の塊）ができる病態を血栓症と言う（表4-6）．

血栓症：thrombosis

原因として，動脈硬化症などによる血管内膜の損傷，動脈瘤などによる血流の異常や緩徐，手術・出産直後などで止血の目的の血小板の増加などがある．

血栓は時間経過とともに，血栓部の血管壁から新生毛細血管や結合組織が増

え（器質化），やがてその新生毛細血管が連結しあい血液が再び流れる（再疎通）
（図4-8）．

表 4-6　血栓の種類とでき方

種　類	できる位置*	で　き　方
白色血栓	血流の上流または 血栓の頭部	線維素，血小板などが付着する （膠着血栓とか血小板血栓という）
赤色血栓	血流の下流または 血栓の尾部	赤血球，線維素などが付着する （凝固血栓という）
混合血栓	血栓の中間部	血小板が血管壁に付着・膠着した後， 赤血球・白血球・線維素が付着する

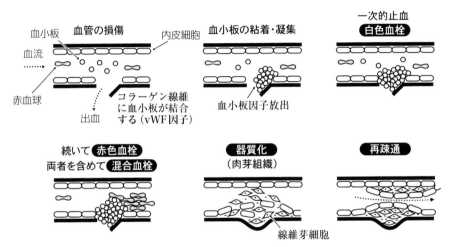

図 4-8　血栓のでき方とその後の行方

2）播種性血管内凝固症候群（DIC）

　血液凝固機序が亢進し微小血管のあちこちに血栓を生じた結果，多臓器に機
能障害（多臓器不全：MOF）や臓器の循環不全による虚血性変化を起こした
状態をいう．その原因を表4-7に示す．

　DIC の診断は，フィブリン分解産物（FDP）の増加や血小板の減少で確認
する．

播種性血管内凝固症候群：
　disseminated intravascular
　coagulation
MOF：Multiple Organ Failure

表 4-7　DIC を起こす原因とその例

原　因	例
感染症	グラム陰性桿菌による敗血症や髄膜炎など
悪性腫瘍	白血病や悪性リンパ腫など
産科的疾患	羊水塞栓など
血管内抗原抗体反応	輸血による溶血反応や薬物アレルギーなど
外科手術	移植手術など
その他	急性膵炎，外傷など

塞栓症：embolism

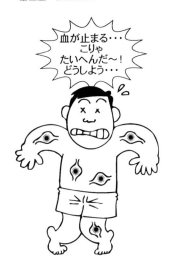

血が止まる···
こりゃ
たいへんだ〜！
どうしよう···

3）塞栓と塞栓症

血流によって運ばれた組織片や異物が血管腔を閉塞した状態を塞栓症といい，その閉塞した物質を塞栓という．以下のような原因がある．

（1）血栓塞栓症

プラークが形成（第3章2）「脂質変性を参照」）され，それが破綻したときや，期外収縮などで左心房内血栓が剥がれることで，より狭い末梢血管内で閉塞する場合に見られる．代表として，脳梗塞，心筋梗塞などがある．

一方，静脈の血流停滞や血液凝固能の亢進などが相互に関連して血栓ができ血管を塞ぐ場合がある．主に四肢の静脈に発生した深部静脈血栓や骨盤内血栓が立ち上がるなどの動作で剥離し，肺に血栓塞栓症を発症する場合があり，エコノミークラス症候群として知られている．表在静脈血栓症（血栓性静脈炎）も含まれる．

また，卵円孔開存症や心房中隔欠損症などの先天性心疾患をもつ患者では，出来た静脈血栓が（右心房→左心房→左心室から）大循環系に入り，末梢動脈内に静脈性塞栓症をおこす場合がある．

（2）脂肪・空気・ガスなどによる塞栓症

①外傷・手術・骨折などで肺の組織などに塞栓がみられる．

②潜函病　血中に溶けた空気，主に窒素が気泡化して肺塞栓を起こす．

（3）腫瘍塞栓症

癌の塊が血管内をふさぐ．

（4）羊水塞栓症

妊娠末期の婦人が，分娩，流産，帝王切開などで，胎盤膜の裂け目から母体に流入した羊水や胎児の脂肪などが肺塞栓を起こし突然ショック状態を起こす．

4）梗塞

終動脈[5]や機能的終動脈[6]に塞栓を起こすと，より末梢部は血液循環障害を起こし組織は壊死に陥る．この状態を梗塞という．

原因には動脈硬化，血栓・塞栓・血栓塞栓症，腫瘍などの血管圧迫，血管攣縮などがある．

梗塞は2つに分類される．

（1）貧血性梗塞（白色梗塞）

心筋梗塞[7]，脳梗塞（口絵⑧参照）など．肉眼では動脈閉塞部位を頂点として円錐形をなし，割面では楔型または三角形の梗塞像がみられる．

（2）出血性梗塞（赤色梗塞）

肺・肝臓・腸（口絵⑨参照）などでみられる．慢性のうっ血が持続していて，臓器が血管二重支配[8]（表4-8）を受けている場合に梗塞が起こる．

梗塞：infarction

5　動脈相互を連絡する吻合枝（血管相互の交通）をもたず，毛細血管で静脈に連絡する動脈のこと．

6　吻合枝はあるが，細くて実質的な役割を果たさない動脈のこと．

7　冠状動脈の血流が心筋の需要に見合う量が維持できないと心筋は虚血になり病変を起こす．これを虚血性心疾患という．
冠状動脈の閉塞により広範囲にわたって心筋の虚血性壊死が心筋梗塞である．心筋梗塞の発症早期を急性心筋梗塞といい，約1か月以上経過して線維化が明らかとなった場合を臨床上陳旧性心筋梗塞という．

8　たとえば，肺ではガス交換のために肺動脈が，肺自体の栄養血管として気管支動脈が，というように2系統の動脈支配を受けているという意味である．

表 4-8　臓器の血管二重支配

臓器	私有動脈（臓器固有血管）	公共動脈（一般血管）
肺	気管支動脈	肺動脈
肝	肝動脈	門脈
腸	上腸間膜動脈	吻合動脈

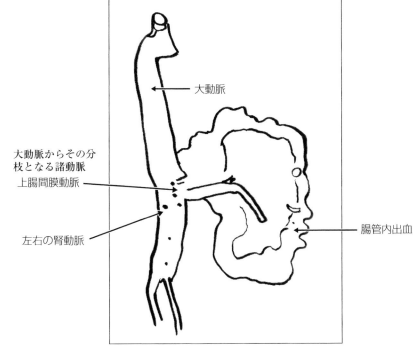

図 4-9　出血性梗塞

　慢性うっ血があると静脈圧が上昇する．血管二重支配のうち，梗塞を受けていない方の動脈血に圧がかかる．梗塞を受けた血管は傷害をうけ，やがてこの毛細血管より出血が生じる．

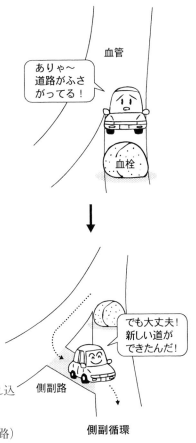

6. 血液の迂回路（側副（傍側）循環）

　大循環系，小循環系の血流は動脈から静脈へと流れるが，2回静脈に流れ込む場合を門脈循環系という．

　肝硬変などで門脈圧亢進症（門亢症）を起こすと，血流は吻合枝（側副路）を通って流れるようになる．道路が込んでいると側道（バイパス）を通るようなものである．その代表的経路には次のような3つがある．

1) 胃・食道静脈に向かう側副路

　胃周囲の静脈と食道下部の静脈との間には吻合枝があるので，ここを流れるようになる．食道粘膜下の静脈は，拡張し怒張してみえる．これが食道静脈瘤である．肝硬変の直接死因にこの破裂があるので怖い．

静脈瘤：varix

2） 臍静脈に向かう側副路（メズサの頭）

　この世に生まれたときに切り取った「臍の緒」，実は母胎内にいたときはここから栄養をとるために，この血管が発達していたわけである．この臍の周りの静脈が拡張し，一部は上大静脈に，一部は下大静脈に流入する．この側副路を「メズサ Medusa の頭」と呼ぶ．ギリシャ神話の女神（メズサ）の名前に由来する．

3） 痔静脈に向かう側副路

　腸管の静脈は，肛門周囲の痔静脈叢と連絡がある．これが下大静脈に続く．この側副路にうっ血が強くなると痔静脈から出血する（痔核）．

　その他，門脈圧亢進に伴い，脾静脈のうっ血が生じ，その結果脾腫が早期に起きる．

7． 体液・電解質異常

　細胞や組織は血液からの酸素と栄養供給によって特有の機能を維持している．またそれらは液体バランス（体液）にも強く依存している．大人の体液は体重の約60％を占め，そのうち，細胞内が40％，細胞外が20％（組織間の水分15％，血清5％）を占める．体液は電解質を溶かし，酸塩基平衡，浸透圧などを保ち，細胞の体積を一定に保持し細胞内での代謝を行っている．

1） 水腫（浮腫）

　水分代謝障害により身体の組織や漿膜腔に多量の水が貯留した状態を，水腫

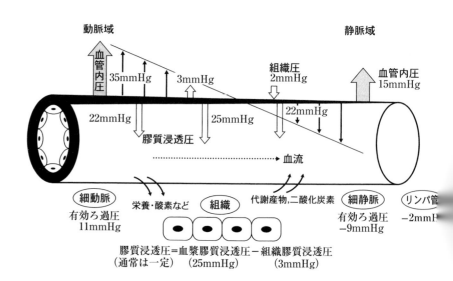

図 4-10　浮腫は血圧と膠質浸透圧のバランスが崩れたときに生じる

あるいは浮腫という．腹水，肺水腫，胸水，心嚢水，関節水腫，陰嚢水腫など
が知られている．浮腫は血圧と膠質浸透圧の圧差により生じた組織液が局所に
とどまってしまうことである（図4-10）．

浮腫：edema

腹水：ascites

胸水：hydrothorax

浮腫を起こす原因とそれらの病態を表4-9に示す．心不全のときは，下肢
（くるぶしの周り，足背，下腿前面）に浮腫を生じ，腎不全では顔面とくに眼
瞼（まぶた）に浮腫が出現する．

表 4-9　浮腫の発生原因別とそれらの病態例

発 生 原 因	病 態
末梢静脈静水圧の上昇	右心不全，門脈圧亢進症，静脈血栓症
血漿膠質浸透圧の減少　　タンパクの喪失　　タンパク合成能の減少　　タンパク摂取不足	ネフローゼ症候群　肝硬変症　悪液質性浮腫，栄養障害など
血管透過性の亢進	火傷，ヘビ毒，アレルギーなど
組織圧の低下	老化，臓器萎縮
リンパ管の閉塞や狭窄	乳癌根治的乳房切除術，フィラリア症（象皮症）
組織液浸透圧の上昇　　ナトリウム貯留による　　（GFR[9]の減少）　　続発性アルドステロンの過剰	左心不全，腎不全　ネフローゼ症候群，肝硬変，内分泌疾患

9　腎機能検査法の一つで，糸球体から単位時間にどれだけのろ液がろ過されるかを表すものである．

糸球体ろ過率（GFR）：glomerular flow rate

2）滲出液と漏出液

浮腫の原因となる体液は滲出液と漏出液に大別する．滲出液とは炎症によ
って血管壁の透過性が上昇し，血管壁から漏れ出た液体であり，漏出液とは炎
症以外の原因により血管壁から漏れ出た液体である（表4-10）．

10　滲出液か漏出液かを簡便に見分けるタンパク反応の1つ．

表 4-10　滲出液と漏出液の特徴

	透明度	細胞成分	タンパク	リバルタ反応[10]	線維素	比重
滲出液	混濁	多い	多≧4.0%	陽性	多い	1.018以上
漏出液	透明	少ない	少≦3.0%	陰性	少ない	1.015以下

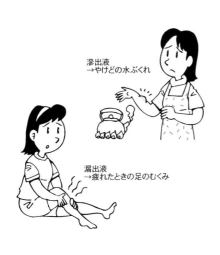

滲出液→やけどの水ぶくれ

漏出液→疲れたときの足のむくみ

3）脱水症とは

　　水分やナトリウムの減少があると，体内での水分平衡に失調をきたし組織が脱水状態に陥る．この原因を浸透圧で分けると表4-11のようになる．とくに乳児や老人では，死を招く危険性があるので注意が必要である．

表 4-11　脱水症の分類と症例

分　　　類	原　　　因	例
一次（高張）性脱水症	主に水分の減少による	高熱，発汗，多尿，肉体労働など
二次（低張）性脱水症	ナトリウム欠乏による脱水症（水分のみの補給は危険）	激しい嘔吐・下痢など
混合型（等張性）脱水症	水分と電解質が細胞外液と同じ割合で喪失	下痢，嘔吐，出血，腹膜炎など

腎臓が悪いとなぜ貧血になる？

　　エリスロポエチン（EPO）は腎臓で生成され，骨髄で赤血球を作るのに必要なホルモンである．透析患者や腎不全になった患者には腎性貧血といわれる貧血症状が出てくる．しかし薬物としても人工的に合成可能で，筋肉への酸素運搬能力（持久力）を高めるため，シドニー五輪では参加選手へのドーピング検査を実施し，残念ながら陽性選手の出場停止処分も起こっている．残念な話だね．

セルフ・アセスメント問題4

A．誤っているのはどれか．
　a．肺動脈には動脈血が流れる．
　b．貧血性梗塞は肺にみられる．
　c．充血の初期にはチアノーゼがみられる．
　d．骨折時には脂肪塞栓（骨髄塞栓）がみられる．
　e．漏出液は低タンパク血症で，滲出液はタンパク量が多い場合にみられる．
　1．a，b，c　2．a，b，e　3．a，d，e　4．b，c，d　5．c，d，e

B．正しいのはどれか．
　a．赤色血栓とは血管壁に血小板が粘着し，白血球や線維素がさらに付着することをいう．
　b．播種性血管内凝固症候群（DIC）では血小板の増加をきたす．
　c．塞栓には血栓，空気，腫瘍，寄生虫，脂肪滴などがある．
　d．ショック時には血圧低下，チアノーゼ，尿量減少，冷や汗などの症状がみられる．
　e．心臓性浮腫は下肢に，腎性浮腫は眼瞼周囲に目立つ．
　1．a，b，c　2．a，b，e　3．a，d，e　4．b，c，d　5．c，d，e

第5章　細胞のパワーアップ（進行性病変）

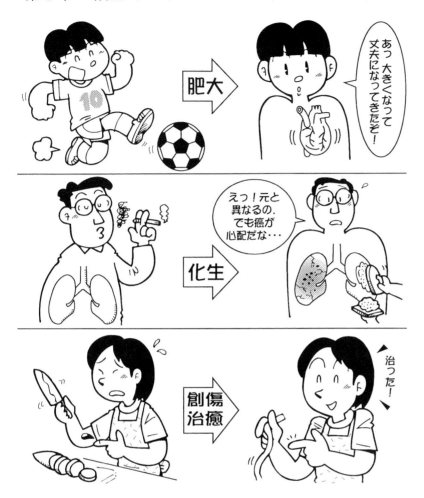

　スポーツ選手の心臓は，一般の人に比べると大きいと言われています．これは，運動するときにより多くの血液を全身に送る必要があるからと考えられています．このように特定の臓器や組織の体積（重量）が増大することを肥大と言います．スポーツ心臓は生理的反応ですが，これに加えて病的な場合の肥大にはどのようなものがあるのでしょうか．トカゲのしっぽは切ってもまた元に戻ることができます．事故や病気で組織が無くなっても元に復帰できる不思議なパワー（再生）とは一体何なんでしょうか．また，土塀などが壊れたとき土台を作って修理しますね．同じことが私たちの体では日常的に起こっています（化生）．

　けがの傷口が何日もかかって治った（創傷治癒）という経験があると思います．この治るまでの期間中に身体のミクロの世界はどうなっているのでしょうか．

　この章では肥大，再生，化生，創傷治癒について学びます．

　それではさっそく未知の扉を開いてみましょう．

1. 進行性病変とは

　　組織や臓器を構成する個々の細胞の容積が増加したり，構成する細胞数が増加したりすると，組織や臓器の容積は増加する．これを進行性病変という．進行性病変には，(1)個々の細胞の容積が増加した結果，組織・臓器が大きくなる**肥大**，(2)細胞の数が増加した結果，組織・臓器が大きくなる**過形成**（増生），(3)欠損した組織・臓器を修復する**再生**，さらに(4)元と異なった性質の細胞で置き換わる**化生**，(5)創傷治癒，(6)異物の処理などがある．

1）肥　大

肥大：hypertrophy

　　肥大とは組織を構成する細胞およびその集合体としての組織や臓器の容積が増加した状態をいう．肥大には構成する個々の細胞の容積が増す単純肥大と，細胞の増殖を伴う数の増加による数的肥大（過形成）があるが，実際にはこの両者が合併して起こることが多い（図5-1）．

　　肥大の種類と代表例を表5-1に示す．

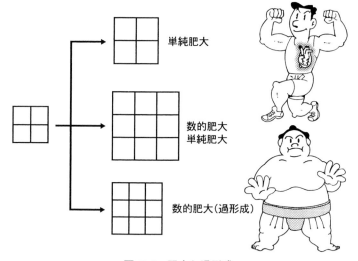

図 5-1　肥大と過形成

表 5-1　肥大の種類と代表例

種　　類	例
生理的肥大	労働者や運動選手の筋肉，妊娠時の子宮筋など
病的肥大 　a．作業性（機能性）	
左心肥大	高血圧症，大動脈弁弁膜症など
右心肥大	肺結核，肺線維症，肺高血圧，肺性心など
b．代償性肥大[1]	
c．内分泌性肥大	巨人症
d．仮性肥大	デュシャンヌ型筋ジストロフィー症
e．特発性肥大	特発性心筋症

1　左右対称性にある臓器にみられる．たとえば，一側の腎臓が摘出されると，反対側の腎臓が大きくなりその機能も代償のために増大する．

2) 過形成（増生）

増生：hyperplasia

過形成とは，組織や臓器を構成する細胞の分裂が起こり，細胞数が増加した結果，容積や重量が増大することをいう（表5-2）.

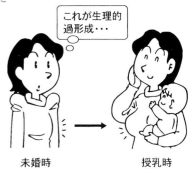

これが生理的過形成…

未婚時　　　授乳時

表 5-2　過形成の種類と代表例

種　　　類	例
生理的過形成	妊娠中（子宮，下垂体，乳房）
病的過形成 a．ホルモン過剰分泌 b．性ホルモン不均衡 c．二次性 d．原因不明	クッシング病，末端肥大症，バセドウ病など 乳腺症，前立腺肥大，子宮内膜増殖症など 腎不全による上皮小体機能亢進症など 多毛症，魚鱗癬など

3) 再　　生

再生：regeneration

細胞や組織は絶えず生理的に生れ変わっている．事故などで組織が欠損した場合，この欠損部を同じ細胞の増殖で元通りに修復することを再生という.

①**生理的再生**とは，日常生理的に消失するが，消失分を正しく補充することをいい，表皮・毛髪・血球などがこれに相当する.

②**病的再生**とは，けがなどで欠損した組織を修復する場合をいう．これは細胞の増殖と分化によって行われる．欠損部が小さかったり感染が少ないときは，菌などの完全排除が行われ，あまり傷跡が残らないので完全再生（完全修復）という．組織の欠損部が大きいときは，肉芽組織（後述）で満たされるため盛り上がって修復される．これを不完全再生という．再生能力は，組織によって異なり，表5-3に示すように再生能力のない場合が臨床上問題となり，後遺症を残すことになる.

表 5-3　再生能力の相違と例

再生能力	例
ない[1]	中枢神経細胞（脳軟化），心筋細胞（心筋梗塞）
弱い	腺上皮（胃潰瘍，肝細胞），骨折後（骨細胞）
強い	末梢神経，血球，表皮，粘膜上皮，毛細血管など

1　ES細胞や自己体性幹細胞やiPS細胞などの研究以前は再生されないと言われてきていた.

4) 化　　生

化生：metaplasia

肝臓は肝臓，腎臓は腎臓といったように，各臓器は本来固有の働きや性質を示す．しかし，粘膜などが剝がれたりしたとき，臓器固有の細胞ではなく，異なった種類の細胞に置き換わることがある．これを化生と呼び，組織傷害に対する修復機構である．慢性的な炎症や刺激があるとか，ビタミンA欠乏症があると上皮で化生がみられる．たとえば，喫煙者では気管支の線毛円柱上皮が扁平上皮化生を起こす（図5-2）し，腎盂や膀胱の移行上皮は慢性炎症や結石などの刺激によっても化生を起こす．また，子宮頸部でびらんがみられると，

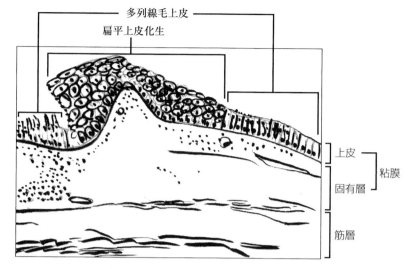

図 5-2　扁平上皮化生（口絵⑪参照）

この部の円柱上皮が容易に扁平上皮化生を起こしびらん腺を修復する.

　一方，胃粘膜の円柱上皮が腸型の円柱上皮に変わることがあり，これを腸上皮化生という．たとえば，長期の萎縮性胃炎が持続すると，幽門部や体部の上皮が杯細胞[2]やパネート細胞[3]（この両者は小腸の上皮にのみ存在）を伴った腸上皮の性格を帯びるようになる（図5-3）．これらの化生はいったん分化度の低い組織に戻った後，修復過程で異種の細胞・組織が作られるため，これらの化生部位から癌が発生することが多い．

　その他に，乳腺症のアポクリン化生や馬に乗る人の乗馬骨（仮骨性筋炎）や食道などの白板症の角化亢進や胃逆流食道炎のバレット食道炎では円柱上皮化生などがある．

　2　腸管と気道の粘膜上皮にみられる粘液分泌性細胞であり，その名は粘液顆粒で膨満した細胞質部分とそれよりも下方で急に細まる細胞核周囲部分が「さかずき」を思わせる1つの輪郭を示す.

　3　抗菌作用を持つ物質を分泌し，腸管の自然免疫（図7-1参照）に重要な役割を果たしていると考えられる.

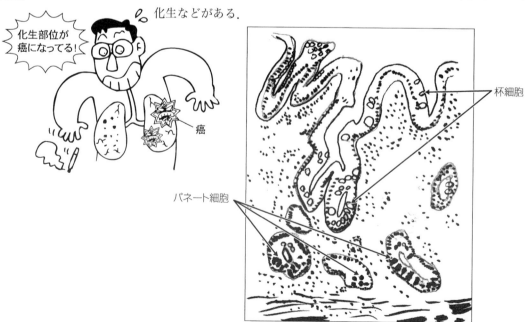

図 5-3　腸上皮化生（口絵⑫参照）

2. 創傷の治癒

　創傷とは外傷による組織の離断[4]や欠損をさす．生体が受ける損傷は，熱傷，凍傷，放射線，化学物質などによる外因性と，ストレス，神経性障害，内分泌異常などによる内因性損傷に区分される．この創傷した組織の修復に大事なのは肉芽組織である．

　肉芽組織[5]が瘢痕（傷跡）を残さず治癒する場合を「良い肉芽」といい，線維化が少なくきれいに治らない場合を「悪い肉芽」という．また，瘢痕を残さず治癒する場合を一次的治癒という．欠損部が大きい場合の治癒には，多量の肉芽組織が必要となるが，この場合を二次的治癒と呼ぶ．二次的治癒の場合には，瘢痕収縮のために臓器の変形や機能障害が起こることがある（皮膚のケロイドなど）．治癒過程において，局所の感染，局所ステロイド剤の大量使用，糖尿病，ビタミンCやD不足などがあると治癒遅延を起こす．

4　切れ離れること．

5　肉芽組織(granulation tissue)が形成される病変としては，皮膚の創傷治癒，骨折治癒，血栓の器質化，異物の処理などがある．

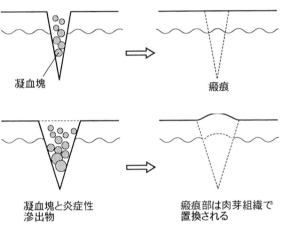

凝血塊　　　　　瘢痕

凝血塊と炎症性　　瘢痕部は肉芽組織で
滲出物　　　　　置換される

図 5-4　一次性治癒と二次性治癒

　一次性治癒は手術時のメスによる皮膚切開創のような場合で組織損傷が少なく感染も無く密着性がよく瘢痕も残さない．

　二次性治癒は傷口が大きく多量の肉芽組織が形成され，欠損部を充填し盛り上がるが，やがて線維化が進み瘢痕化する．

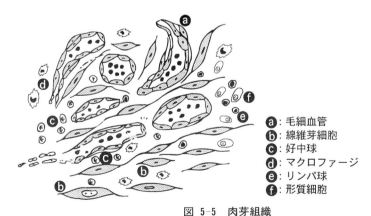

ⓐ：毛細血管
ⓑ：線維芽細胞
ⓒ：好中球
ⓓ：マクロファージ
ⓔ：リンパ球
ⓕ：形質細胞

図 5-5　肉芽組織
　損傷を受けた組織の防御や修復を行うため，増殖の盛んな若い結合〔組〕織のこと（肉眼的に赤みを帯びた軟らかい組織のためにその名がある）．

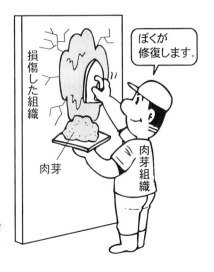

3. 異物の処理方法

本来生体にないものが組織に存在するとき，それらを異物という．異物には体外から入る微生物などの外因性異物と，血栓や壊死組織（えしそしき）など体内で形成される内因性異物がある．それらを取り除く異物処理には以下の方法がある．

1）排除（吸収，貪食）

炭粉のような小さい場合は，リンパ管に入って運搬されマクロファージや好中球に貪食（どんしょく）され，それらの細胞質内にあるタンパク分解酵素により融解処理される．融解や貪食の困難な異物の場合は多核の巨細胞となったパワフルなマクロファージが活躍する．このようなマクロファージの集簇巣（しゅうぞくそう）を肉芽腫[5] という．手術の糸や痛風のときの痛風結節ではこれらの異物を取り囲む肉芽腫がみられ，これを異物肉芽腫という．類上皮細胞の集簇からなる類上皮細胞肉芽腫には，結核結節やサルコイドーシスなど（第6章4.4)）が知られている．

5　炎症性の肉芽組織にマクロファージないし類上皮細胞が結節状に増殖した場合をいう．

2）被包，器質化

被包：encapsulation

器質化：organization

再疎通：recanalization

異物が大きく排除困難で不溶解性である場合，肉芽組織が異物の周辺から吸収・貪食し，異物は完全に消失するとともに完全な瘢痕組織になる．縫合糸，寄生虫卵のように吸収困難な異物は充分に分解吸収されずに周囲を異物巨細胞を伴った肉芽組織で覆い（被包化），やがて線維組織に置換して組織の一部となる．これを器質化という．この器質化によって血栓の場合は再疎通し，再び血流が得られるようになる（図4-8参照）．

移植：transplantation

生体肝移植

　1988年ブラジルで4歳の胆道閉鎖症の女児に母親の肝臓の一部が移植されたのが第1例目で，その後脳死状態からの肝移植が施行されるようになった．肝臓は再生能力が比較的高いので，生体部分肝移植は比較的良好な生着率が得られ，その意義が強調されるようになった．しかし，提供臓器の大幅な不足は先進的な欧米でも深刻な問題で移植医療の限界となっている．この壁を乗り越えるため幹細胞[6]の利用や遺伝子操作を含めた再生医療が21世紀には期待され，生え変わらないといわれる永久歯や心臓などの再生も21世紀前半には可能になるかもしれない．

6　自己複製能と(多)分化能を持つ細胞で，血液や表皮などが研究されている．

臓器移植

　臓器移植は，さまざまな原因によって機能を果たせなくなった各臓器を取り出し，健全な臓器を移植することによって臓器不全およびそれに起因する合併症を根本的に治療する方法である．実用化されているのは，腎不全患者で尿毒症に陥る危険性がある場合に対する腎臓移植で，提供者（ドナー）が血縁関係者，理想的には一卵性双生児の場合の同種移植が望ましい．移植免疫の研究や免疫抑制剤の開発により移植成績はしだいに向上してきた．さらに摘出・移植される臓器は，脳死状態の人からの方が，いわゆる心臓死（心停止）後の臓器よりも生着率が高いことが分かり，脳死を死として扱うかどうかが移植成績向上のひとつの要因である．わが国では1997年6月臓器移植法が成立し，移植医療に新しい局面が展開されることになったが，まだまだ先は長い．

セルフ・アセスメント問題5

A. 正しい組み合わせはどれか．
　a. 脳細胞，心筋細胞などの高度の機能を有する細胞や組織は再生力が強い．
　b. 単純肥大は構成細胞の容積増加によるもので，細胞数は変化しない．
　c. 高血圧の心肥大は機能性肥大に含まれる．
　d. よい肉芽組織は弾力性があり，細胞主成分は新生毛細血管と線維芽細胞である．
　e. 生体の組織や臓器の一部が欠損したとき，欠損部位をもとの組織で補うことを化生という．
　1. a, b, c　2. a, b, e　3. a, d, e　4. b, c, d　5. c, d, e

B. 創傷の治癒についての記述である．誤っているのはどれか．
　1. タンパク質の不足やビタミンCの欠乏時には創傷の治癒が遅れることがある．
　2. 治癒過程で出現する細胞は初めはリンパ球，ついで好中球である．
　3. 肉芽組織の基本組織像は線維芽細胞の増生と毛細血管の増生である．
　4. 皮膚の第二次治癒は組織の損傷が大きく，多量の肉芽組織を必要とする．

第❻章 炎　　症

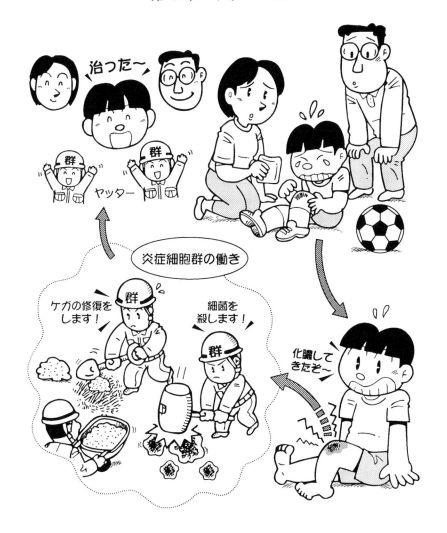

　小さい頃転んでけがをしたとき，各種の消毒薬で消毒をした記憶がありませんか．でもどうして1週間位するとその傷は治ってしまうのか不思議に思ったことはありませんか．実は，私たちの体の中に炎症細胞群と呼ばれる軍隊がいて，けがをしてからの時間経過とともに順序よく役割分担して治してくれたからです．しかし，けがといっても，靴擦れのようなものから激しく出血する重症のものまであります．また病気になると抵抗力が落ちてきて，通常では考えにくいカビなどによって命を落とすことさえあります．

　この章では炎症の治癒過程とそれに関与する炎症細胞群，さらには炎症にはどのようなものがあるかとか，新聞などでよく耳にする，日和見感染などについても学びます．

　それでは，さっそく未知の扉を開いてみましょう．

1. 炎症とは

　炎症とは「炎のように赤く腫れ燃える病気」に基づいている．有害な刺激に対し生体が局所で行う一連の防御反応過程（退行性病変，循環障害，進行性病変の3つが現れる）といえる．

　ギリシャ時代にセルススは(1)熱感（熱く感じる）(2)発赤（局所の充血）(3)腫脹_{しゅ}（組織の炎症性浮腫）(4)疼痛_{とうつう}（滲出液_{しんしゅつえき}による圧迫，ブラジキニンの増量）を炎症の4徴候といい，その後ガレノスは(5)機能障害（腹膜炎が起こると腸の蠕動運動_{ぜんどううんどう}が減少するなど）を加えて炎症の5大徴候と呼んだ（図6-1）．

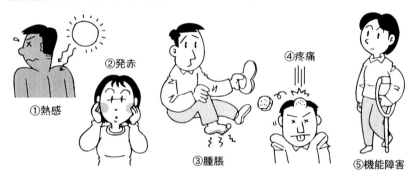

②発赤
④疼痛
①熱感
③腫脹
⑤機能障害

図 6-1　炎症の5徴候

2. 炎症を引き起こす因子

　「生体に炎症反応を引き起こす因子にはどのようなものがあるか」といえば，私たちにとって害を及ぼすすべてのものである．それらを表6-1に示す．

表 6-1　炎症の原因となる主な因子と誘発される症状や疾患

原因となる因子	誘発される症状や疾患
生物学的因子	
細菌（MRSA，O-157）	下痢，出血，血便など
スピロヘータ	梅毒，ワイル病など
リケッチア	つつが虫病など
クラミジア	オウム病，性行為感染症など
ウイルス	風疹，肝炎など
真菌	肺アスペルギルス症など
物理的因子	
温熱刺激	熱傷による水疱，凍傷死など
電気刺激	感電死，横紋筋融解症など
放射線	被曝による甲状腺癌，皮膚癌など
化学的因子	
強酸・強アルカリ，有毒ガス	やけどによる皮膚炎やガス中毒死

3. 炎症の時間的経過と転帰[1]

1　治癒と死亡の2つの場合を含めて，病気や病変がどういった経過をとるかといった結末のこと．

1) 炎症部位の修復過程

炎症が生じてから治るまでの過程は図6-2に示すように，一連の組織反応（第1期から第3期）をたどる．ここでは皮膚での過程を図で説明する．皮膚表層でけがや損傷などにより組織破壊①が生じると，同部位より生じた化学伝達物質（ケミカルメディエーター）が②の毛細血管に作用する．血管の透過性が亢進（こうしん）して各種の炎症細胞群ⓐ～ⓖが血管外へ滲出する（③，④）．走化性因子により組織障害部位まで遊走移動が起こる（⑤）．この炎症細胞群により①の組織破壊部位の修復が始まり，やがて治癒することになる．

炎症は急性炎症と慢性炎症に大別される．前者は短期（2から4週以内の経過）で治癒する場合をいい，主に好中球が炎症細胞として観察される．一方，後者の慢性炎症は数カ月から数年かかって治癒し，主にリンパ球・形質細胞が炎症細胞として関与する．

急性炎症：acute inflammation

慢性炎症：chronic inflammation

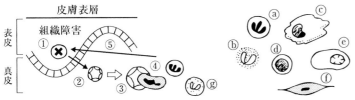

顆粒球：好中球,好酸球,好塩基球をまとめた呼び名
ⓐ好中球　ⓑ好酸球
ⓒマクロファージ　ⓓリンパ球
ⓔ形質細胞　ⓕ線維芽細胞
ⓖ好塩基球

第1期	第2期	第3期
①組織破壊 ②毛細血管への影響 ③毛細血管の拡張 ④毛細血管の透過性亢進	⑤炎症細胞の遊走 　血栓形成	炎症部位には 　［線維芽細胞 　　新生毛細血管 　　結合組織増生］ などで組織修復
顆粒球	顆粒球，マクロファージ， リンパ球，線維芽細胞，	リンパ球，形質細胞， 線維芽細胞
充血，発赤，熱感	腫脹，疼痛	肉芽組織形成，瘢痕

図 6-2　炎症の過程

2) 関与する細胞群

(1) 好中球

細胞内にライソゾーム酵素顆粒（こうそかりゅう）を持ち，血管外に遊出し，異物に対して貪食作用（しょくきょう）（どん）を示す．

(2) 好酸球

アレルギー性炎症や寄生虫の感染で浸潤し，貪食する．細胞内顆粒はヒスタミンなどを抑えてアレルギー炎症を抑える作用を示す．

(3) 好塩基球

組織内では肥満細胞に相当する．細胞内顆粒を放出してI型アレルギー反応に関与する．

(4) リンパ球

「免疫」を担当する細胞で腫瘍細胞を殺したり，局所で抗体産生に関与する.

(5) マクロファージ

異物を貪食する作用と，抗原情報をリンパ球に伝える役目をしている.

(6) 形質細胞

抗体を産生して生体の液性免疫に関与する.

4. 炎症の種類

炎症には表6-2に示す種類がある.

表 6-2　炎症の種類

変質性炎	劇症肝炎など
滲出性炎	
漿液性炎	火傷水疱，靴擦れによる水疱など
カタル性炎	気管支肺炎など
線維素性炎	絨毛心，大葉性肺炎など
化膿性炎	肺膿瘍，蓄膿症，蜂窩織炎性虫垂炎など
出血性炎	Weil 病，結核性漿膜炎など
壊疽性炎	肺壊疽など
増殖性炎	肝硬変，萎縮腎，肺線維症など
肉芽腫性炎	結核，梅毒，サルコイドーシスなど
真菌症	真菌性肺炎(アスペルギルス,カンジダなど)

1) 変質性炎

退行性変化が強く，臓器本来の形態が短期間に著しく障害を受ける.

プリオンタンパクが原因で起こるといわれるクロイツフェルト・ヤコブ病（C-J 病）や狂牛病（牛海綿状脳症）[2] などがある. またウイルス感染による代表例として劇症肝炎があり，症状の発現後 8 週間以内に高度の肝機能障害や脳症を起こす.

2　加熱しても死なないしぶとい病原体「プリオン」により牛の脳に小さな穴が開いて，運動神経に障害が起きて死に至る病気.

2) 滲出性炎

循環障害によって，血液成分（炎症細胞，フィブリン，血清，赤血球など）の滲出が生じる炎症で，滲出物によって以下のように分類される.

(1) **漿液性炎**：血清成分（血液から血球とフィブリンを除いたもの）が血管外に滲出して起こる炎症.

毛細血管の透過性を亢進させるような刺激が加わったときにみられ，炎症自体は治癒しやすく組織傷害を残さない. アレルギー性鼻炎や熱傷・靴擦れによる水疱形成などがこれにあたる.

(2) **カタル性炎**：粘膜の軽度な炎症で，組織破壊がみられず粘液の分泌が亢

漿液性炎

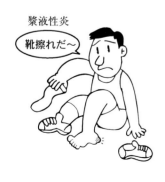

靴擦れだ～

進した炎症.

　カタルとは「下へ流れる」という意味で，分泌した液にははく離した粘膜上皮や白血球が混入する．鼻カタル（鼻水）・気管支カタル・気管支肺炎などがこれにあたる．

　(3) **線維素性炎**：フィブリンが滲出物の中に多量に析出する炎症.

　線維素性炎は漿膜[3]癒着の原因となる．絨毛心（線維素性心外膜炎）（図6-3）や線維素性肺炎（大葉性肺炎）がこれにあたる．さらに線維素性炎に壊死を伴うときを偽膜性炎といい，赤痢，偽膜性大腸炎，咽喉頭ジフテリアがこの型の炎症である.

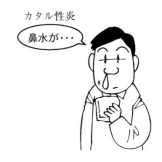

カタル性炎

鼻水が・・・

3　胸腔，心膜腔，腹腔など体腔の壁の内面や体腔内の器官をおおう薄い膜である.

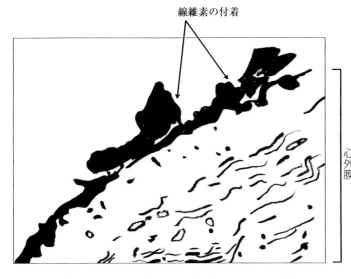

線維素の付着

心外膜

図 6-3　**線維素性心外膜炎**（口絵⑬参照）
　心臓の外膜側に毛ばだって均一にくっついているのが線維素である．これが癒着の原因となったりする.

　(4) **化膿性炎**：滲出物が主として好中球からなる炎症.

　起炎菌として化膿菌，とくにブドウ球菌・連鎖球菌・緑膿菌などがある．好中球の浸潤が顕著で膿を形成し，好中球からのライソゾーム酵素による組織破壊が起きる．化膿性炎が組織の融解を伴い膿が貯留した状態を膿瘍といい，肺膿瘍や肝膿瘍などがその例である（図6-4）.

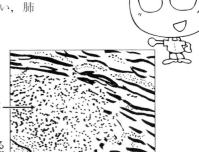

傷口などにみられる膿（うみ）は細菌と白血球が戦っているんだ.

膿瘍

黒い点は好中球を主体とする炎症細胞群

心筋層内に限局性に好中球が多数みられ，膿瘍を形成する.

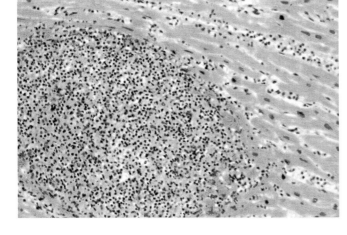

図 6-4　**膿瘍**　心筋の間に病原菌が侵入し，これを排除すべく好中球が周りを取り囲みながら菌を殺している.

好中球の強い浸潤を伴った膿が組織全体に広がった場合を蜂窩織炎（フレグモーネ）と呼ぶ．蜂窩織性の虫垂炎（図6-5）や胆嚢炎がこの例である．また，蓄膿は副鼻腔や胸腔に膿がたまった状態をいい，副鼻腔炎がこの例である．

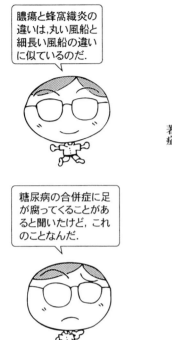

膿瘍と蜂窩織炎の違いは，丸い風船と細長い風船の違いに似ているのだ．

糖尿病の合併症に足が腐ってくることがあると聞いたけど，これのことなんだ．

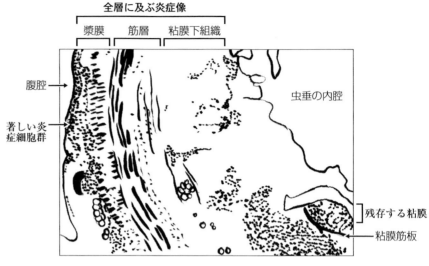

全層に及ぶ炎症像

漿膜　筋層　粘膜下組織

腹腔

著しい炎症細胞群

虫垂の内腔

残存する粘膜

粘膜筋板

図 6-5　蜂窩織炎（口絵⑭参照）
虫垂が炎症を起こし，細長い風船のように大きく全体に腫れると
虫垂炎となる．破れ（穿孔）て腹膜炎を起こすと大変だ．

（5）**出血性炎**：滲出液の中に赤血球が多く含まれる炎症．

毛細血管壁の傷害で出血し，組織は鮮紅色をしめし，結核性漿膜炎，インフルエンザ肺炎，急性膵炎などのときにみられる．

（6）**壊疽性炎**（腐敗性炎）：滲出性炎に腐敗菌が感染し滲出物や組織の壊死を起こす炎症．

腐敗臭が強く，異常に気づく．肺壊疽や放射線性膀胱炎，壊疽性虫垂炎などがこれにあたる．

またガスを産生する嫌気性菌の感染の場合，組織では多数の気泡がみられる．これをガス壊疽という．

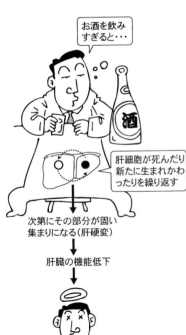

お酒を飲みすぎると・・・

肝細胞が死んだり新たに生まれかわったりを繰り返す

次第にその部分が固い集まりになる（肝硬変）

肝臓の機能低下

肝不全で死亡

3）増殖性炎：細胞や組織の増殖を主とする炎症．

炎症が長期化したり組織傷害が強い場合は，細胞や組織に著しい増殖がみられる．たとえば，B型やC型肝炎ウイルスによる慢性肝炎やアルコール性肝炎が持続すると，肝細胞の壊死と再生・修復が繰り返される結果，線維化が進み多数の小結節の集合体（偽小葉）となり，表面がでこぼこしてくる．これが肝硬変で，次第に門脈循環障害を伴ってやがては肝性昏睡から死の経過をとる（図6-6，図6-7）．

その他に慢性腎盂腎炎や慢性増殖性糸球体腎炎からくる萎縮腎，肺線維症などが該当する．

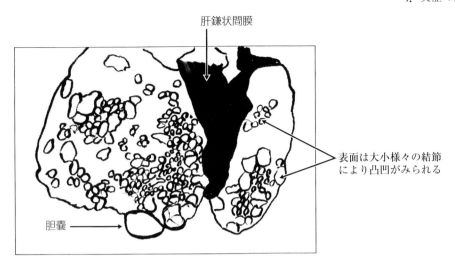

肝鎌状間膜

表面は大小様々の結節
により凸凹がみられる

胆嚢

図 6-6　肝硬変（口絵⑩参照）

　表面が平滑な肝臓が大小さまざまの結節で粗糙になっている．1
つ1つの小結節は偽小葉と呼ばれ肝硬変の特徴である．肝臓も硬く
なり，血液の流れも悪くなり門脈圧が上昇することになる．

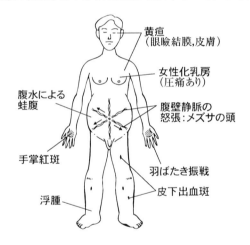

黄疸
（眼瞼結膜,皮膚）

女性化乳房
（圧痛あり）

腹水による
蛙腹

腹壁静脈の
怒張：メズサの頭

手掌紅斑

羽ばたき振戦

浮腫

皮下出血斑

図 6-7　肝硬変時にみられる特徴

4) 肉芽腫性炎 （特殊性炎）：肉芽腫を形成する炎症．

　増殖性炎のうちで，特異な肉芽組織の形成を主体とする場合で，その肉芽組
織の中心部には肉芽腫（マクロファージおよびそれに由来する類上皮細胞や巨
細胞，その周囲にはリンパ球や形質細胞が層状に取り巻く）と呼ぶ小結節がみ
られる．組織像の特徴から病原菌が推定されることもあり，以下のような疾患
がある．

（1）結　　核

　縄文時代の遺跡の骨から見つかるほど古くからある病気である．抗酸菌であ
る結核菌の空気感染により発症する．肺と肺門部のリンパ節に初感染巣がみら

結核：tuberculosis

れる場合を初期変化群と呼ぶ．多くは2～3年で治癒（石灰化）するが，生き残った菌が再燃し血行性に他の臓器に広がることがある．これを二次結核症といい，腸結核，腎結核（漆喰腎），結核性髄膜炎，粟粒結核などがある．

粟粒結核の特徴像を図6-8に示す．

我が国の最近の結核患者の約80％は50歳以上で，高齢者や過労，低栄養，消耗性疾患の患者（癌，腎不全など），糖尿病，エイズ（AIDS）の合併症としてみられる．

結核菌はガーゼのマスクでは防ぎきれない

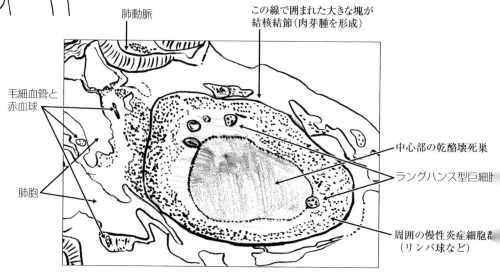

肺動脈

この線で囲まれた大きな塊が結核結節（肉芽腫を形成）

毛細血管と赤血球

肺胞

中心部の乾酪壊死巣

ラングハンス型巨細胞

周囲の慢性炎症細胞群（リンパ球など）

図 6-8　結核（口絵⑮参照）

中心部はチーズのように軟らかく乾酪壊死巣という．その周りには大型のラングハンス型巨細胞と類上皮細胞がみられ，この塊を結核結節という．これらの結節が多数米粒大でみられると粟粒結核という．

⑵ 梅　　毒

スピロヘータの1つであるトレポネーマ・パリドムを原因菌とする性感染症で，3～4週の潜伏期をへて発病する後天性梅毒と，胎内感染（垂直感染）による先天性梅毒に分けられる．

未治療の場合，典型的には，後天性梅毒は感染後発病までを4期に分ける（図6-9）．

第1期；感染後3週から3か月の期間をいい，外陰部に小指頭大の丘疹（初期硬結）ができ，やがて潰瘍（硬性下疳）が形成される．

第2期；感染後3か月から3年（下疳後2～12週）の期間をいい，皮膚の梅毒疹とリンパ節が腫れる．梅毒血清反応は陽性となり，陰部や肛門周囲の皮膚に丘疹（扁平コンジローム）が認められる．

第3期；組織破壊が進行する時期で，ゴム腫（肉芽腫）がみられる．梅毒性大動脈中膜炎や動脈瘤を起こす．

第4期：10年ないしそれ以上の経過で，進行麻痺と脊髄癆や痴呆をきたす．神経梅毒とも呼ばれる．

　先天梅毒は妊娠16週後に感染したと考えられ，多くは梅毒性流産を起こすが，生存出産した場合は出生直後に皮膚，軟骨，脾臓に梅毒性変化がみられる．生後2年以降に発病する晩発性先天梅毒では，ハッチンソン三徴候（実質性角膜炎，迷路性（内耳性）聾，上門歯の半月状欠損）がみられる．

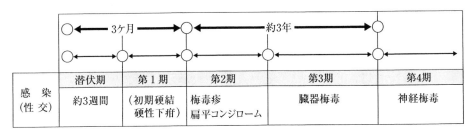

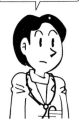

梅毒はエイズと同様に性交感染する病気です．

図 6-9　梅毒の時間経過

（3）ハンセン病（癩）[4]

　病原力の弱いマイコバクテリウム・レプレ（癩菌）の感染による慢性疾患で，鼻粘膜や皮膚からの感染で数年から数十年の不定な潜伏期をへて発症する．化学療法により治療可能である．

4　平成8年らい予防法が廃止

（4）サルコイドーシス

　多臓器が冒される原因不明の疾患で，肺，リンパ節，皮膚，眼，心などにみられる．ラングハンス型や異物型の巨細胞を伴う類上皮細胞結節がみられるが，中心部には乾酪化はみられない．

サルコイドーシス：sarcoidosis

（5）その他

　猫ひっかき病や在郷軍人病がある．とくにレジオネラが引き起こす在郷軍人病はクーラーの冷却塔の水や循環式浴槽に生息し，呼吸障害を起こすので注意が必要である．

5）真菌症

　病原性真菌（カビ）が生体内に侵入・寄生して起こる疾患である．抗生物質やステロイド剤の長期投与の人，抗癌剤など抵抗力の低下している人に起こり

真菌症：fungal disease（mycosis）

表 6-3　真菌症の種類と病変を起こす臓器

種　類	臓器など
内因性真菌症（正常人体内に生息．本来は病原性を示さない）	
カンジダ症	口腔粘膜，食道，胃，肺，腟など
放線菌症	抜歯後の歯肉や扁桃，回盲部・肺など
外因性真菌症（雑菌として自然界に存在．食事や呼吸により体内に侵入）	
アスペルギルス症	口腔，肺，外耳道など
クリプトコッカス症	皮膚，肺，脳，口腔，胃腸，腟など
ムコール症	糖尿病，白血病などに併発．肺，胃腸，脳など

やすく，健常人には病原性を示さない菌が増殖（菌交代現象）したりする．真菌症の種類を表6-3に示す．原因菌が不明であればグロコット染色などを行う．

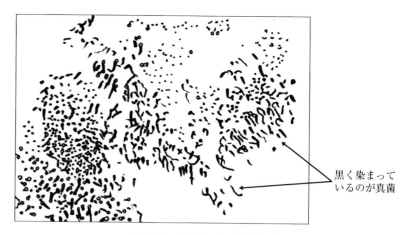

黒く染まっているのが真菌

図 6-10　真菌症（口絵⑯参照）
カビを見分けるのが困難なときは，特染の1つのグロコット染色をすると黒色に菌体が染まり確定できる．

セルフ・アセスメント問題6

A.　正しい組み合わせはどれか．
　a.　発赤，腫脹，疼痛，熱感は炎症の4徴候である．
　b.　水疱を形成するのは滲出性炎にみられる．
　c.　急性虫垂炎では蜂窩織炎を示すことはない．
　d.　急性炎症の部位にリンパ球や形質細胞を主体とする炎症細胞浸潤がみられる．
　e.　肉芽組織は線維芽細胞，毛細血管の増生，リンパ球などからなる組織である．
　1．a,b,c　2．a,b,e　3．a,d,e　4．b,c,d　5．c,d,e

B.　疾患と原因との組み合わせについて正しいのはどれか．
　1．日本脳炎————————原　虫
　2．梅　　毒————————真　菌
　3．結　　核————————細　菌
　4．腎盂腎炎————————ウイルス
　5．アスペルギルス症———リケッチア

第7章　生体防御機構（免疫とアレルギー）

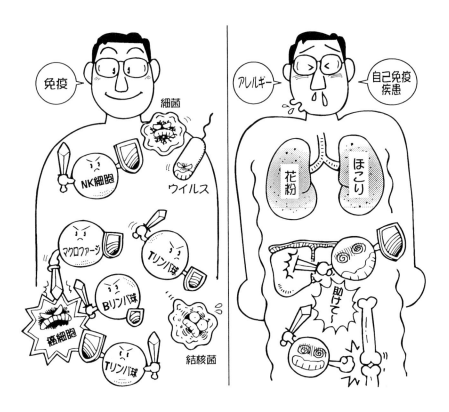

　小・中学生の頃のツベルクリン注射を覚えていますか．注射の2日後に現れる赤い丸い斑点は，実は結核菌の再侵入に対して生体が防御しようとする戦闘体制を表していたのです．これは免疫反応の一種ですが，そもそも免疫とは疫（病気）を免れるという意味で，自分の体以外の異物（細菌やウイルス，ゴミ，花粉など）から体を守ろうとする生体防御反応です．この中心的役割を果たす救命主とは一体どのようなものでしょうか．

　異物の侵入に対して排除しようとする生体反応ならば私たちにとって有利なわけですが，時に不利に働くことがあります．これがアレルギー反応です．花粉症などで涙や鼻水が止まらないなど患者さんだけがその辛さを知っています．また不幸なことに自分の体の一部を侵入者と誤り，自分の体を攻撃して，自己を死に追いやることがあります．これが自己免疫疾患で，働き盛りの40歳代の主婦に起こることが多いのです．

　この章では免疫とは何か，免疫反応の担い手はどのような細胞群なのか，アレルギー反応や自己免疫疾患について学びます．

　それではさっそく未知の扉を開いてみましょう．

1. 有利な防御反応（免疫）と不利な反応（アレルギー）

　ある病気にかかったら二度と同じ病気にかからないという「二度なし現象」は古くから知られた事実で，これを応用したのがジェンナーの種痘である．その後，ベーリングと北里柴三郎によるジフテリアおよび破傷風の抗毒素の発見から，毒素を中和したり死滅させる物質，すなわち抗体の存在が確認された．しかし，ピルケは繰り返しの抗毒素でアナフィラキシー[1]症状が起こることを観察し，抗体が必ずしも生体に有利に働くとは限らないことを明らかにした．

　生体内に異質のものが侵入したとき，生体にとって有利に異物を排除しようとする場合を免疫反応といい，不利となるような現象を総括してアレルギー反応と呼ぶ．

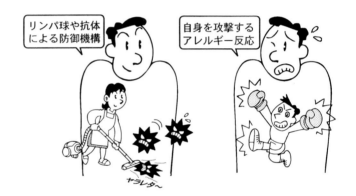

2. 異物の侵入に対する生体防御

　外界からの異物（ウイルスや細菌感染など）や体内の異物（癌細胞など）は自己（自分）にとってみれば非自己であり，自己防衛軍の細胞群はこれらの非自己の排除反応を開始する．この非自己のものを抗原と呼ぶ．抗原の種類には表7-1のようなものがある．

　生体は防御反応として抗原に対応する抗体を産生する．このとき，抗原のみで生体が抗体を作る場合，この抗原を完全抗原という．一方，キャリアーと呼

抗原：antigen

表 7-1　抗原の種類とその代表例

抗原の種類	代　表　例
吸入性抗原	ダニ，スギ花粉など
食事性抗原	牛乳，卵，ソバなど
接触性抗原	化粧品，ウルシなど
薬物抗原	ピリン系製剤，ペニシリン，ホルモン剤など
感染性抗原	ウイルス，寄生虫など

ばれるタンパク質と抗原が結合してはじめて抗体を作る場合の抗原を不完全抗原といい，このときの抗原をハプテンという．抗原性を決める構造を抗原決定基[2] と呼ぶ．

　病原微生物などの異物の侵入を防ぐバリアーとして，皮膚や消化器，泌尿生殖器などの器官は強力な障壁を持ち，異物を殺菌や貪食を行いながら防衛の第一線を担っている．これらの障壁は感染源に対する自然（非獲得）免疫（生まれつきの抵抗性）といわれる．この自然免疫は抗原の種類にはほとんど影響しない．しかし，特定の抗原に対して初めての感染を記憶し，2度目に出会ったときにはより迅速で攻撃的，しかも強力な免疫応答をする方が生体にとって有利である．この特異的・選択的に働く免疫反応のことを適応（獲得）免疫という．つまり，生体は特定の抗原を記憶し，再び同一抗原に出会ったときにはそれを思い出し，病気が起こるのをより早くより強力に防ぐのである．免疫に関連する一連の反応を図7-1に示す．

2　抗体の結合部が作る微小な立体空間と相補的な立体構造をとる抗原構造部分のこと．抗原性を示すのはアミノ酸にして5〜7残基分の大きさで，抗体と結合する．タンパク抗原の場合，ペプチド鎖の末端部や屈曲部のほか，不連続な構造が決定基となる．

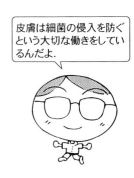

皮膚は細菌の侵入を防ぐという大切な働きをしているんだよ．

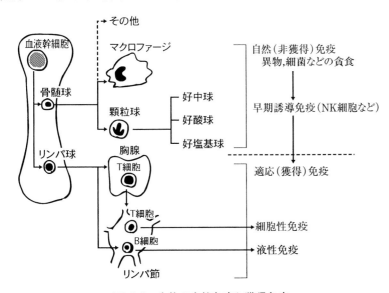

図 7-1　生体の自然免疫と獲得免疫

免疫応答には以下の方法がある．

1）細胞性免疫（図7-2）

　貪食細胞として働いているマクロファージは，貪食以外にも生体防御システムで重要な役割を演じている．どんな異物がいま生体に侵入しているかを細胞表面に示すことから，別名抗原提示細胞とも呼ばれる．細胞性免疫とはこの抗原提示に基づいて，Tリンパ球[3]自身によって，結核菌，ウイルスなどの病原体からの感染を防御する．移植免疫，自己免疫疾患，腫瘍免疫ではTリンパ球のうちでも，細胞傷害性T細胞（キラーT細胞）が活躍する．リンパ球から出すリンホカインの一種であるマクロファージ活性化因子（MAF）によってマクロファージは活性化を受けたり，補体などとも協同作用しながら抗原を排除する．

細胞性免疫：cell-mediated response (cellular immunity)

3　リンパ球の成熟・分化に関与する胸腺由来リンパ球亜群．免疫応答の活性化（ヘルパーT細胞）やTreg細胞などの制御，および，ウイルスが感染した細胞および癌細胞の障害（キラーT細胞）や遅延型過敏症性T細胞などがある．

抗原提示細胞（APC）：
　　　Antigen-presenting cell

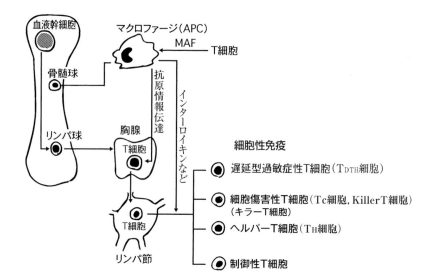

抗体：antibody

図 7-2　細胞性免疫

2）液性免疫（図7-3）

　　抗原刺激により，Bリンパ球とそれから分化した形質細胞は抗体を産生する．この抗体が関与する免疫機構を液性免疫という．抗体は血清中のグロブリン分

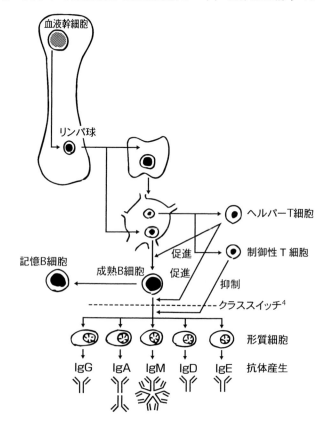

4　B細胞は，その分化の過程においてIgMをはじめは産生するが，次いでIgG，IgE，IgAを産生するようになる．このようにB細胞が産生する免疫グロブリンのクラスを転換することをクラススイッチ（クラス転換）という．

図 7-3　液性免疫

Th1 細胞は，CD4+T 細胞（ヘルパー T 細胞：Th）の亜群であり，種々のサイトカイン（p68,3），(1) 参照），例えば，インターフェロン-γ（IFN-γ）やインターロイキン（IL）-12 の刺激を受けることでナイーブ T 細胞（Th0）と呼ばれる細胞からの分化が誘導され，マクロファージや細胞傷害性 T 細胞（CTL, Tc）などの細胞を活性化してウイルスや細胞内抗原の除去，自己免疫疾患の発症，抗腫瘍免疫を担う細胞性免疫などに関与している．

Th0 から分化する Th2 細胞は IL-4 などのいわゆる Th2 サイトカインを産生し，Th1 細胞と Th2 細胞はサイトカインを放出することにより互いの機能を抑制しあっている．Th2 細胞も，Th の亜群であり，B 細胞から分化した形質細胞による抗体タンパク質産生の亢進や顆粒球の一種である好酸球などの細胞を活性化することでアレルギー性疾患の機構に関与している．Th2 サイトカインは Th2 細胞の他にもナチュラルキラー細胞（NKT 細胞）や好酸球，マスト細胞などの細胞により産生される．この平衡関係は Th1/Th2 バランスと称され，このバランスがどちらかに傾くことによりそれぞれに特有の疾患が生じると考えられている．

制御性 T 細胞(Treg 細胞, CD4$^+$CD25$^+$CD27$^-$Fox P3$^+$, 調節性 T 細胞)と言われる細胞が見つかった．免疫応答の抑制的制御（免疫肝要），すなわち自己反応性リンパ球の活性化（p72 自己免疫疾患）および増殖のブレーキ（負の制御機構）や，免疫の恒常性維持に重要な役割を果たす特殊な Th cell の一群である．従って，癌細胞の多くが自己抗原であることを考慮すると，Treg 細胞は抗腫瘍免疫を抑制し，結果として腫瘍の増殖を抑制すると考えられる．Treg 細胞の発生には，Fox P3 誘導のほか，それとは別系統の TCR 刺激による DNA の配列変化を伴わない遺伝子機能の変化により，Treg 細胞に分化すると考えられる．制御性 T 細胞もそのほかの T 細胞と同様に独立した系列として胸腺内で分化していくと考えられている．

リンパ球にはその他どんな細胞があるか調べてみよう．

B 細胞系：形質細胞・記憶 B 細胞・濾胞 B 細胞・辺縁帯 B 細胞・ナイーブ B 細胞・Pre-B 細胞

胸腺細胞：T 細胞系：αβ T 細胞（Tc, Th / Th3 / Th17 / Treg）・γδ T 細胞・NK 細胞・NKT 細胞

免疫グロブリン：immunoglobulin

画に属し，別名免疫グロブリンと呼ばれる（図 7-4）．抗原と抗体は鍵と鍵穴の関係で特異的に結合し，抗原を無毒化し排除する．抗原提示により T リンパ球に伝えられた情報により，T リンパ球が B リンパ球を増殖，分化させる．この働きをするリンパ球をヘルパー T 細胞という．免疫反応を抑制制御するリンパ球もあり，サプレッサー T 細胞と呼ぶ．同一の抗原が再び侵入してきたときには速やかに反応して，この抗原に対する抗体を産生する．抗体は 5 種類あり，胎盤を通過する唯一の免疫グロブリンである IgG は感染防御の役割をする．

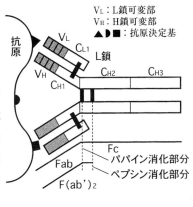

V$_L$：L鎖可変部
V$_H$：H鎖可変部
▲ ▶ ■：抗原決定基

図 7-4　IgG の基本構造

IgA は血清型と分泌型にわかれ、とくに消化管や気道粘膜に存在する分泌型は、粘膜表面で外からのウイルスなどの微生物に対する感染防御に関与する。IgM は最も原始的な免疫グロブリンで感染に際し IgG に先だって出現する。その他 IgD や IgE がある。

Fab 領域は IgG のパパイン分解によって得られる H 鎖の一部（$V_H C_{H1}$）と L 鎖より成るフラグメントであり、$F(ab')_2$ はペプシン分解によって得られる 2 本の L 鎖と H 鎖がジスルフィド結合したフラグメントである。Fc 領域は IgG をパパイン分解して得られる C_{H2}, C_{H3} のフラグメントである。

3）免疫に関与する因子
（1）サイトカイン

免疫防御といっても絶えず活性化を受けていたのでは細胞も疲れてしまう。普段は静止状態にあり、抗原が侵入してきたときにすばやく活性化する必要がある。このためにリンパ球やマクロファージをはじめとするいろいろな細胞を活性化させる因子が分かってきた。細胞が出す因子をサイトカインといい、リンパ球、マクロファージなどが産生する。その中でもとくにリンパ球が出す因子をリンホカイン、マクロファージが出す因子をモノカインという。リンパ球相互間を活性化する因子をインターロイキン（IL）といい、その他インターフェロン (IFN) や腫瘍壊死因子 (TNF[5]) などがある。

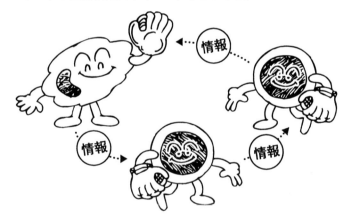

（2）補 体

抗体の働きを補助して免疫反応をいっそう多彩なものとする血清タンパクとして発見され、殺菌、溶菌、細胞破壊の役割を担う。30 種類ものタンパクが補体成分として知られ、カスケード反応[6]により作用を発揮する。これには抗体に依存する古典経路（主経路）とこれに依存しない第2経路（副経路）がある。

補体のいろいろな働きについては図 7-5 に示す。

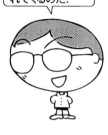

生まれたばかりの赤ちゃんは母親の IgG をもらって生まれてくるのだ。

サイトカイン：cytokine

新型コロナウイルス感染症 (COVID-19) と変異株が猛威を振るっている。免疫システムの暴走によって、血液の凝固異常から血栓形成がおきる現象でサイトカインストームという言葉もよく聞くようになった。

5 腫瘍細胞に障害を与えるサイトカインで主としてマクロファージが産出する。

6 作用する順序が決まっており、流れ落ちる階段状の滝のように反応が次から次へと進むことをいう。

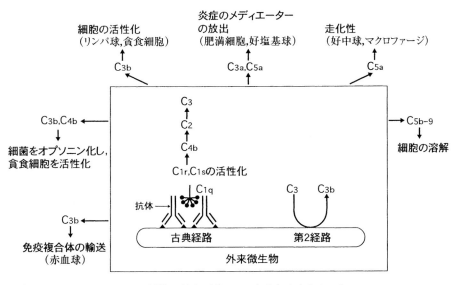

図 7-5　補体の働き（特に C_3 成分を中心として）

3. アレルギー反応の種類

　発症機序により表 7-2 のように I 型から V 型に分類され，即時型アレルギー反応には I，II，III，V 型が含まれる.

　以上の 5 つのアレルギー反応を以下に示す.

表 7-2　種々のアレルギー反応

	アレルギー	抗体の種類	反応の場	発症機序	例
即時型	I 型（アナフィラキシー型）	IgE(レアギン),IgG	肥満細胞好塩基球	活性物質の放出ヒスタミンなど	花粉症，気管支喘息，食物アレルギー，じん麻疹
	II 型（細胞傷害型）	IgG IgM	赤血球白血球血小板	補体による融解抗体依存性細胞障害	不適合輸血無顆粒球症血小板減少症
	V 型（刺激型）	IgG	ホルモンレセプター	抗レセプター抗体の阻害や刺激	重症筋無力症グレーブス病
	III 型（免疫複合体型）（アルサス型，血清病型）	IgG IgM	組織内あるいは血管壁	免疫複合体による血管障害	SLE[7]，血管壁，関節リウマチ
遅延型	IV 型（T 細胞依存型）	なし	組織内あるいは血管壁	リンホカインの産生	ツベルクリン反応接触性皮膚炎

　7　SLE systemic lupus erythematodes（全身性エリテマトーデス）自己抗体，特に各種の抗核抗体が陽性で女性に多い．多発性関節炎，蝶形紅斑，脱毛などの皮膚症状，腎障害をきたす.

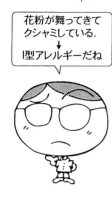

花粉が舞ってきて
クシャミしている.
↓
Ⅰ型アレルギーだね

8　SRS-A slow-reacting substance of anaphylaxis アラキドン酸からリポキシゲナーゼによって作られる生理活性物質の中で, グルタチオンと抱合したもので, ロイコトリエン（LT）の中でLTC₄, LTD₄, LTE₄で, ヒスタミンよりも作用発現が遅い "slow" のと, アナフィラキシー "A" により遊離されるので, このように呼ばれる.

抗体依存性細胞障害（ADCC）:
　Antibody dependent
　cell-mediated cytotoxicity

① **Ⅰ型アレルギー反応**

　花粉症で説明すると, 花粉中のタンパク質（アレルゲン）に対応する抗体（レアギン抗体, IgE）が肥満細胞や好塩基球のIgEレセプター（Fcレセプター）に固着し, このIgEに再びアレルゲンが結合すると細胞膜のレセプターが架橋され肥満細胞内に貯留されていたヒスタミン, SRS-A[8], ロイコトリエンなどのケミカルメディエーター（生理活性物質）を放出し, それにより平滑筋の収縮（クシャミ）, 血管透過性の亢進（目のかゆみ）, 粘液の分泌亢進（鼻水）などを起こす.

② **Ⅱ型アレルギー反応**

　組織や細胞に対する抗体によって起きる組織障害で, 臓器特異的自己免疫疾患はこの型のアレルギー反応で障害されることが多い. 自己免疫性溶血性貧血とは, 赤血球表面抗原と抗体が反応し, さらに補体が連続的（カスケード）に結合した結果, 細胞膜に穴があけられ, 赤血球は破壊され溶血が起きる疾患である.

　もう1つの機序として抗原に結合した抗体による機序がある. これは抗体依存性細胞障害（ADCC）といわれる. 細胞障害力を持つマクロファージやK細胞がそのFcレセプターを介して腫瘍細胞を貪食して処理をする.

③ **Ⅴ型アレルギー反応**（従来はⅡ型に含まれていた）

　抗レセプター抗体の作用によりレセプターを刺激して細胞を活性化したり, 逆にレセプターを障害して細胞の働きを抑えたりする. 通常, 神経刺激は運動ニューロンの終板に到達するとAchを放出し, Achは神経筋接合部を通って拡散し, 筋のAchレセプターに結合して筋細胞膜のイオンチャンネルを開いてその結果筋を収縮させる. 重症筋無力症では抗Achレセプター抗体が産生されAchの結合を妨げるため, 筋組織の機能の低下を起こし, 麻痺を起こすこともある.

④ **Ⅲ型アレルギー反応**

　a. 初回注射（抗原）に対して, 生体は局所リンパ節内のBリンパ球から, 特異抗体を産生する.

　b. 2回目の抗原の侵入があった場合, ①の特異抗体との結合（抗原抗体反応という）により補体が活性化を受け, 炎症局所に好中球が呼び寄せられる. 好中球が放出するライソゾーム酵素により, 血管内皮細胞が侵害さ

Ⅰ型アレルギー

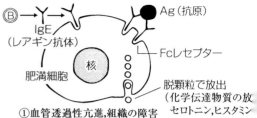

B
IgE（レアギン抗体）
Ag（抗原）
肥満細胞
核
Fcレセプター
脱顆粒で放出（化学伝達物質の放出セロトニン, ヒスタミン）
①血管透過性亢進, 組織の障害
②平滑筋収縮, 気管支収縮, 喘息

Ⅱ型アレルギー

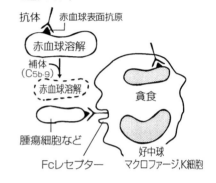

抗体　赤血球表面抗原
赤血球溶解
補体（C5b-9）
赤血球溶解
貪食
腫瘍細胞など
Fcレセプター
好中球　マクロファージ, K細胞

Ⅴ型アレルギー

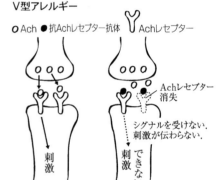

O Ach　● 抗Achレセプター抗体　Y Achレセプター
Achレセプター消失
シグナルを受けない. 刺激が伝わらない.
刺激
刺激できない
正常な神経刺激
重症筋無力症（Achのシグナルを受容できなくなり, 筋の運動ができなくなる.）

Ⅲ型アレルギー

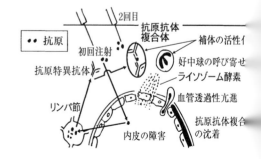

抗原
2回目
抗原抗体複合体
補体の活性化
初回注射
好中球の呼び寄せ
抗原特異抗体
ライソゾーム酵素
血管透過性亢進
リンパ節
抗原抗体複合体の沈着
内皮の障害

れる．障害された血管壁などに，抗原抗体複
合体が沈着する．

抗体過剰域での抗原抗体複合による Arth-
us 型や抗原過剰域での抗原抗体複合体によ
る血清病型があり，糸球体腎炎などを発症す
る．

⑤ **Ⅳ型アレルギー反応**

抗原の侵入後，72 時間以内に組織障害を伴
う遅延型反応である．3 つの型があり，第一
は接触性過敏症で，第二はツベルクリン反応
に代表されるもの，第三は肉芽腫性反応であ
る．T リンパ球が出すリンホカインの作用に
よりマクロファージの増殖と集積によって発
症する．遅延型皮内反応としてのツベルクリ
ン反応などの診断，移植片拒絶反応，漆かぶ
れなどの接触性皮膚炎などがある．ツベルク
リン型過敏症では，細胞は主として皮膚の真
皮に浸潤する．これによって皮膚表面は硬く
盛り上がり，注射部位は赤くなる．

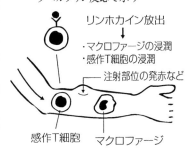

Ⅳ型アレルギー
ツベルクリン反応で示す
リンホカイン放出
・マクロファージの浸潤
・感作T細胞の浸潤
注射部位の発赤など
感作T細胞　マクロファージ

4. 臓器移植と拒絶反応

最近脳死患者からの臓器移植が新聞に取り上げられているが，これを成功さ
せるには，臓器提供者（ドナー：G）と臓器を受け取る側（レシピエント：
H）の間に主要組織適合抗原（MHC）の一致が必要で，ヒトでは第 6 染色体
短腕に存在するヒト白血球抗原（HLA）がこれに該当する．一致しやすいの
は血縁であるので，臓器移植は親子・兄弟姉妹間で行われることが多い．
HLA が一致しないと生体はドナーの提供臓器を非自己と認めキラー T 細胞が

宿主：host

移植片：graft

供与者：donor

受容者：recipient

主要組織適合抗原：major
histocompatibility complex

ヒト白血球抗原（HLA）：human
leukocyte antigen

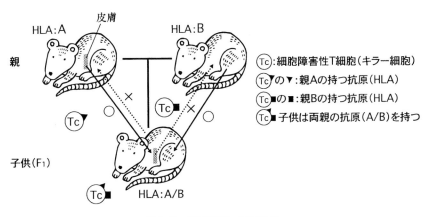

皮膚
親　HLA:A　　　HLA:B

子供(F1)　HLA:A/B

Tc:細胞障害性T細胞（キラー細胞）
Tcの▼：親Aの持つ抗原（HLA）
Tcの■：親Bの持つ抗原（HLA）
Tc 子供は両親の抗原（A/B）を持つ

図7-6　皮膚移植（HVGD）
生着か拒絶かのカギはキラー T 細胞の自他認識による．子供
（F₁）は両親の遺伝子を持つため，親から子への移植は可能である
が，子から親への移植は一方の抗原（H）を親（G）が認識し攻撃
するので不可能である．

拒絶してしまう．この拒絶反応を弱くするために免疫抑制剤が使用され，その結果生体は抵抗力が弱まり日和見感染を起こして，サイトメガロウイルス感染症などにかかりやすくなる．

　　皮膚移植と骨髄移植について図7-6，図7-7を用いて簡単に示す．

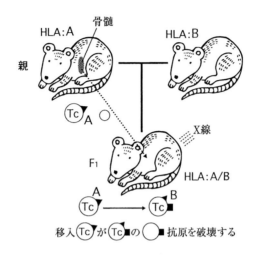

移植片対宿主反応（病）（GVHR（D））：
graft-versus-host reaction
（disease）

図 7-7　骨髄移植（GVHD）
　HLAをマッチさせた他人の骨髄をもらうために予め本人のキラーT細胞を放射線で弱らせておく．骨髄移植後，骨髄をくれた人（G）のキラーT細胞が本人（H）を他人と認め攻撃をかけるので，拒絶を抑制するには長年にわたって免疫抑制剤を使用することが必要となる．

5.　自己免疫疾患

　　正常の状態では自己に対して抗体を作ることはない（自己トレランス，自己寛容）．この機構が壊れると自己の成分に対して抗体を産生し，自己を激しく攻撃するようになる．これを自己免疫疾患という．全身の結合組織や血管壁に病変が及ぶ膠原病や，橋本病のように甲状腺に限局して病変を起こす場合がある．自己免疫疾患は働き盛りの女性に多く起こり，遺伝性素因の関与も示唆されている．代表的な自己免疫疾患と自己抗体（診断根拠となりやすい）を表7-3に示す．

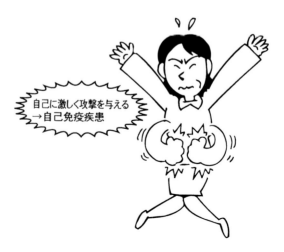

表7-3　自己免疫疾患と自己抗体

病　　名	関　連　す　る　自　己　抗　体
全身性エリテマトーデス	抗核抗体，抗血小板抗体
関節リウマチ	リウマトイド因子
橋本病	抗サイログロブリン抗体，抗ミクロゾーム抗体
重症筋無力症	抗アセチルコリン受容体抗体
自己免疫性溶血性貧血	抗赤血球抗体
原発性胆汁性肝硬変	抗ミトコンドリア抗体

6. エイズ

エイズ（AIDS）：acquired immunodeficiency syndrome

エイズ（AIDS）は後天性免疫不全症候群の略語であり，ヒト免疫不全ウイルス（HIV）の感染によって種々の免疫不全症状を示す．HIV はヘルパー T 細胞に感染しこれを破壊する．また，HIV は，免疫監視機構を免れる機序を獲得したウイルスで逆転写酵素を有することが特徴である．

エイズの感染源は，(1)血液，(2)精液，(3)膣分泌液であり，感染経路は，(1)血液を介する感染，(2)性交渉による感染，(3)母子垂直感染があげられる．

感染後の経過は，感染後約2週間で初期症状としての感冒様症状が出ることがあり，6～8週で HIV 抗体検査が陽性となり，比較的無症状のまま経過し，リンパ節の腫脹や発熱，下痢，体重減少などのエイズ関連症候群と呼ばれる時期を経て平均8～10年で発病する．

免疫不全をきたすため，カンジダ症，カリニ肺炎，サイトメガロウイルス感染症[9]などの日和見感染を起こしたり，さらにカポジ肉腫やトキソプラズマ脳症などもみられる．

9　サイトメガロウイルスは一般に弱毒で，健康な成人に感染しても発症することはまずない．しかし，妊婦が感染すると，胎児が垂直感染を受け，流産や先天性奇形の原因となる．感染に対する抵抗力が低下していると，成人でもこのウイルスによる肺炎，肝炎などの重篤な病変が起こる．細胞の円型化と巨大化によって核が大きく見える．

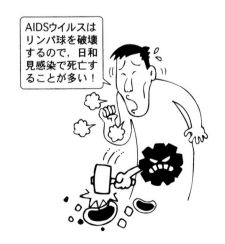

セルフ・アセスメント問題7

A．正しいものはどれか.

　a．液性免疫は主にTリンパ球が関与して抗体を産生する.

　b．I型アレルギーはIgE抗体や肥満細胞，好塩基球が関与する.

　c．AIDSではヘルパーT細胞が破壊される.

　d．ある種のタンパク質，糖質，脂質はアレルゲンとなる.

　e．アナフィラキシーショックは遅延型アレルギーにより起きる.

1．a，b，c　　2．a，b，e　　3．a，d，e　　4．b，c，d　　5．c，d，e

B．生体防御機構に関する記述について誤っているのはどれか.

　1．ヘルパーT細胞は抗体産生を助けたり，他のT細胞の援助をする.

　2．臓器移植を行うにはABOの適合性を調べる必要がある.

　3．エリスロポエチンは造血作用を有するため，腎性貧血に有効である.

　4．アナフィラキシーショックはI型アレルギー機序により起きる現象である.

第8章　腫瘍（癌）

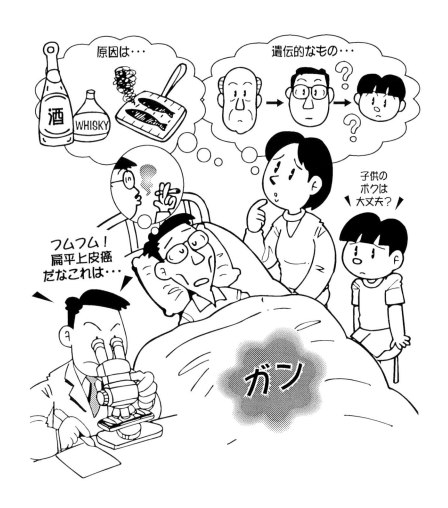

　現在，日本人で亡くなる方の約30％は何らかの癌です．生活習慣病の1位を占めるようになりました．一体，癌とはどのような病気なのでしょうか．どうして癌になってしまうのでしょうか．よく聞く話として，私の家系は癌にかかりやすいといいますが，癌にかかりやすくなるのは遺伝だけでなく食生活も含めた環境も大いに関係しています．もっと早く発見できたらとよく言われますが，早期発見の手だてはあるのでしょうか．発癌因子が働いてから癌になるまでにはいくつかのステップが必要です．これらの変化と癌を抑制する遺伝子などの関与もかなりはっきりしてきました．

　この章では癌の形態学的特徴，良性腫瘍と悪性腫瘍（癌）の違い，早期癌や末期癌などの言葉，腫瘍マーカーなどについて学びます．

　それではさっそく未知の扉を開けてみましょう．

1. 腫瘍とは

1）腫瘍の定義と腫瘍細胞の特徴

　腫瘍とは，「生体内の細胞が合理的増殖ではなく，異型性[1] をとり，自律性をもち一方的に過剰増殖をしたもの」と定義できる．

　自律性増殖とは，正常な細胞増殖からはずれた勝手気まま（無統制，無秩序，不可逆的，無目的的）な増殖であり，過剰増殖とは，生命が続く限り止まるところのない非合目的（反逆性）な増殖をすることをいう．腫瘍細胞の困った点をあげてみると，(1)早期では自覚症状が無い，(2)多器官で起こる，(3)他の臓器に移行する，(4)生体のもっていた細胞が癌になるなどである．言い換えると，(1)早期発見が難しい，(2)種類が多い，(3)転移・再発しやすい，(4)生体の免疫機構にかかりにくい，(5)全身の栄養を消費して悪液質[2] をきたすということになる．

　図8-1を参考にして悪性腫瘍を示す細胞の特徴を羅列してみると，
　（1）核・胞体比（N/C比）が高く，核容積が増す．
　（2）核のクロマチンの増量と過染性．

1　ある組織や細胞が形態上正常範囲を逸脱した場合に異型性があるとか異型〔性〕を示すという．悪性腫瘍組織ないし細胞について通常は用いる．

腫瘍：tumor, carcinoma, cancer, Krebs

転移：metastasis

再発：recurrence

2　カヘキシーともいう．癌や結核症の末期などに全身状態が衰弱する状態をいい，皮膚の色素沈着や眼瞼などに浮腫を起こす．

核：nuclei

胞体（細胞質）：cytosol

そうか！癌細胞はいつまでたっても増殖が止まらないんだ．

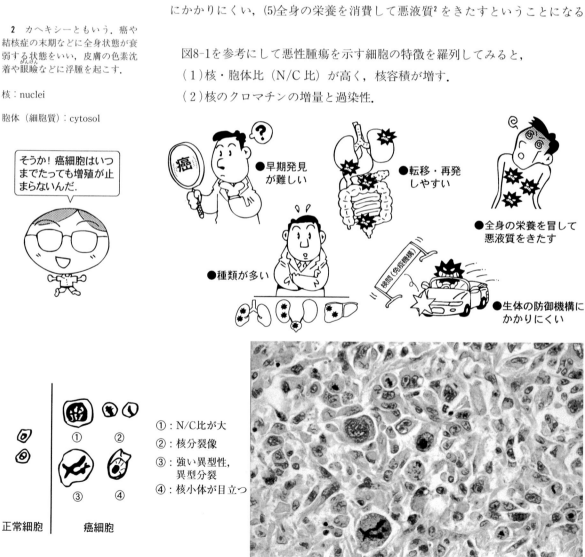

①：N/C比が大
②：核分裂像
③：強い異型性，異型分裂
④：核小体が目立つ

正常細胞　｜　癌細胞

図 8-1　悪性腫瘍の特徴

（3）核小体の増大と増多.

（4）染色体の異常.

（5）胞体が好塩基性に染まる.

2）良性腫瘍と悪性腫瘍（癌）

良性：benign

悪性：malignant

　腫瘍は生物学的あるいは臨床的な見地から，良性腫瘍と悪性腫瘍（癌）に分ける．細胞学的には正常細胞に類似性が高く宿主の被害が局所的で生命の危険がほとんどないのを良性腫瘍，宿主の被害が著しく，死をもたらす危険のある場合を悪性腫瘍という．表8-1に両者の特徴を示す.

表 8-1　良性腫瘍と悪性腫瘍の主な特徴

	良性腫瘍	悪性腫瘍
発育	遅い	速い
発育状況	圧排性に膨張	浸潤性
周囲との境界	明瞭	不明瞭，破壊性
転移	なし	あり
再発	少ない	多い
全身への影響	少ない	強い
予後	良好	不良

　腫瘍は，増殖する細胞群の種類により，表8-2に示すように大別される.

　上皮性とは，皮膚，消化管，腎・泌尿器などであり，非上皮性とは軟部組織，血液系，骨などをさす.

腺腫：adenoma

腺癌：adenocarcinoma

扁平上皮癌（SCC）：squamous cell carcinoma

移行上皮癌（TCC）：transitional cell carcinoma

表 8-2　良性腫瘍と悪性腫瘍の 4 大別法

良性	上皮性腫瘍	非上皮性腫瘍
（例）	乳頭腫，腺腫，嚢腫など	神経鞘腫，脂肪腫，平滑筋腫など
悪性	上皮性腫瘍（癌腫または癌）	非上皮性腫瘍（肉腫）
（例）	扁平上皮癌（食道癌），腺癌（胃癌），移行上皮癌（膀胱癌），未分化癌	骨肉腫，脂肪肉腫，横紋筋肉腫など

3）悪性腫瘍の発生メカニズム（癌化）

　正常な細胞が癌化するには，2つのプロセス，起始段階と促進段階があると言われてきた（二段階説）が，現在は多段階説といって，形質を変化させてしまう変換段階とその悪くなった細胞を増やす増殖段階があるといわれる．分子生物学の研究により，細胞の核の中の遺伝子には癌遺伝子と癌抑制遺伝子が組み込まれていて，正常であれば癌遺伝子が抑制されている（癌抑制遺伝子による）が，その癌抑制遺伝子の異常により抑制されなくなると，癌になるということが判明してきた（癌遺伝子説：オンコジーン説）.

　癌細胞は外からの侵入ではなく，体内の構成細胞の1個の細胞が悪性化（癌

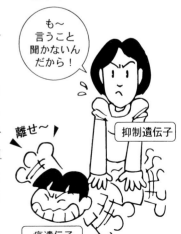

も～言うこと聞かないんだから！

離せ～

抑制遺伝子

癌遺伝子

化）することにより始まる．とすれば，何らかの原因で遺伝子上に変化が起こり，それが染色体に異常をきたした結果，癌が発生すると推察される．たとえば，小細胞癌[3]（肺癌の1つ）はほぼ100％の症例に第13染色体のRB遺伝子および第17染色体のp53遺伝子に異常があり，第3染色体の欠失[4]も見つかっている．

腫瘍が発生する前段階として，組織の一部に化生が認められることがある．腸上皮化生や扁平上皮化生の中には異型性や異常過形成がみられ，また核分裂像もみられることがある．

発生した腫瘍が粘膜内にとどまる場合を上皮内癌（粘膜内癌，浸潤前癌）と呼ぶ．

> ## p53遺伝子って
>
> 　遺伝子p53が細胞の癌化を防いでいる．p53に異常があると癌を起こしやすいことから，この遺伝子の変異をいろいろな癌で調べている．つまり，p53はDNAの損傷を防御する頼もしい味方というわけである．

(1) 癌遺伝子と癌抑制遺伝子

　発癌に関連する遺伝子として，癌遺伝子と癌抑制遺伝子とがある．正常組織に対して癌抑制遺伝子はブレーキ役をしていて癌化するのを抑えているが，何らかの原因でブレーキが利かなくなると，癌遺伝子は加速度的（アクセル役）に癌を引き起こす．

　癌遺伝子は細胞膜から核への情報伝達に関与する遺伝子で，K-ras遺伝子，erbB遺伝子，c-myc遺伝子など，80種位が知られている．

　一方，癌抑制遺伝子は，細胞分裂の保持や細胞間コミュニケーションに関与し，p53遺伝子，APC遺伝子，DCC遺伝子，Rb遺伝子，BRCA1など10種位が知られている．

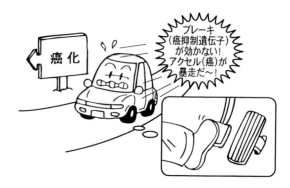

(2) 発癌因子

　腫瘍の発生には不明な点が多いが，因子として知られている具体例を表8-3に示す．

3　胃癌を1998年に追い抜き癌死亡の1位になった肺癌は喫煙と関連があり，遠隔転移（血行転移やリンパ行性転移）を起こしやすい癌である．治療面から分類すると小細胞癌と非小細胞癌（腺癌，扁平上皮癌，大細胞癌）に区分するが，癌細胞の形態からは，腺癌，扁平上皮癌，小細胞癌，大細胞癌などに分類される．早期から咳，痰などの気管支の刺激症状や血痰などが見られる．喫煙者には扁平上皮癌が多い．検査には喀痰細胞診と胸部レントゲン検査，CT検査（ヘリカルCT）がある．

4　染色体の一部分または塩基配列の一部分が失われた突然変異で，染色体の長さが正常と異なる．

表 8-3　発癌に関連する因子とその具体例

発癌因子	引き起こされる癌
物理的因子	
う歯（虫歯）の鋭縁	舌癌
X線技師	皮膚癌，白血病など
ラジウム鉱山	肺癌
日光過敏症のある白人	悪性黒色腫
パイプタバコの常用者	口唇癌
化学的因子	
コールタール成分	皮膚癌
ニトロソ化合物	実験的肝癌，胃癌，白血病など
アニリン，ベンチジン	膀胱癌
タバコ	肺癌（扁平上皮癌）
アスベスト	悪性中皮腫，肺癌
生物的因子（ウイルスによる代表例）	
乳頭腫ウイルス	子宮癌
レトロウイルス群	成人T細胞性白血病
EBウイルス	バーキットリンパ腫，伝染性単核症
ヒト免疫不全ウイルス（HIV）	カポジ肉腫
B型，C型肝炎ウイルス	慢性肝炎，肝硬変から肝癌

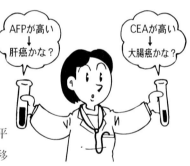

4）悪性腫瘍（癌）の分類

（1）原発臓器別分類

腫瘍が発生した臓器で分け，肺であれば肺癌，子宮であれば子宮癌という.

（2）発生組織別分類

　大きく分類して，扁平上皮細胞から構成される表皮に腫瘍が発生すれば扁平上皮癌，腺細胞からなる胃などでは腺癌，膀胱は移行上皮細胞からなるので移行上皮癌と呼ばれる．さらに，甲状腺は濾胞細胞からなるので濾胞腺癌と呼び，胎盤では絨毛が腫瘍化したので絨毛癌という．上皮性組織から発生する腫瘍を上皮性腫瘍と呼び，胃癌や膵臓癌などがある．非上皮性腫瘍として線維組織や骨組織などがあり，線維肉腫や骨肉腫などがある．また，腫瘍の中には上皮性成分と非上皮性成分の両者の増殖がみられることがあり，これを混合腫瘍という.

（3）癌の分化度による分類

　腫瘍細胞が発生母組織の持つ特徴に似かよっている場合を高分化癌，かけ離れている場合を低分化癌，一定の方向への分化傾向がない場合を未分化癌と呼ぶ.

（4）癌の機能による分類

　内分泌臓器がホルモンを産生するのは当たり前であるが，ある種の癌では，内分泌臓器でないにもかかわらずホルモンを産生することがある．これを異所性ホルモン産生腫瘍という．たとえば，肺癌の中でも燕麦細胞癌と呼ばれる未

分化癌は副腎皮質刺激ホルモン（ACTH）を産生し，クッシング様症状を引き起こす．

（5）癌の進行度による分類

　進行度による分類に早期癌，進行癌および末期癌がある．胃癌を例にとると，早期胃癌は癌の大きさと関係なく深達度が粘膜下層にとどまるものであり，進行胃癌では固有筋層やさらに深く漿膜面に及んだ場合をいう．とくに早期癌で粘膜だけにとどまる場合を粘膜内癌（上皮内癌：CIS）という（図8-2）．

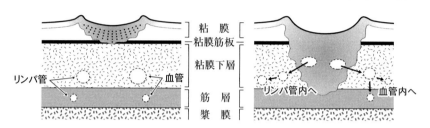

図 8-2　早期胃癌と進行胃癌

　TNM分類は世界保健機構（WHO）の国際対癌連合が中心となり1996年作成した国際的病期分類法で，病変の解剖学的な広がりによって進行している程度を分類するものである．

　T：原発腫瘍の大きさ，深達度の程度を示す（T0〜T4）

　N：所属リンパ節への転移の程度（N0〜N3）

　M：遠隔転移の状態（M0〜M1）

　数字が大きいほど癌が進行していることを示す．たとえば，T4N2M1と手術時のカルテに書いてあれば，癌はかなり臓器を侵し，原発巣の所属リンパ節にもかなり転移し，その他の臓器にも転移が認められるということになる．

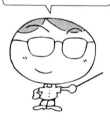

いずれも数値が大きいほど，癌は進んでいることを示すんだ．

2. 悪性腫瘍（癌）の広がり方（転移）

1）連続的な広がり方

　腫瘍細胞が周囲組織に向かって膨張性あるいは浸潤性に増殖しながら連続的に進展していく．たとえば，粘膜面から発生した胃癌は周囲に浸潤しながら筋層から漿膜面まで達する（図8-2）．

2）非連続的な広がり方

　次に示すように，リンパ管を介して転移するリンパ行性転移（図8-3），血管を介して転移する血行性転移（図8-4）および漿膜を介して腔内に転移する播種（図8-5）がある．

　腫瘍が手術や放射線治療などで一応治癒した後，局所部位に再び同じ腫瘍が発生した場合を再発という．

(1)リンパ行性転移　リンパ管の流れにのって転移する．肉腫よりは癌腫に多い．

リンパ行性転移は腫瘍細胞がリンパ管の流れにのってリンパ節あるいは他の臓器内に転移する場合をいう．胃癌などの消化器癌が左鎖骨上窩のリンパ節へ転移した場合をウィルヒョウ転移と呼び，リンパ行性転移でよくみられる．臓器内への浸潤としては肺にみられる癌性リンパ管炎（症）がある．

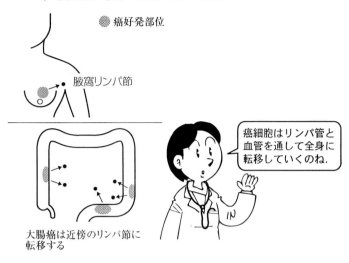

癌好発部位

腋窩リンパ節

癌細胞はリンパ管と血管を通して全身に転移していくのね．

大腸癌は近傍のリンパ節に転移する

図 8-3　リンパ行性転移

(2)血行性転移　血流を介しての転移で肉腫に多く若い人に多い．

腎癌では下大静脈から，肝細胞癌では門脈や肝静脈から下大静脈を伝わって肺や骨などに転移する．

骨転移を起こしやすい腫瘍には，前立腺癌，乳癌，腎癌，肺癌などがある．

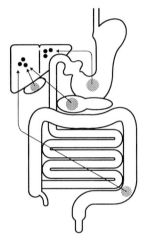

門脈領域の癌は肝に転移しやすい

図 8-4　血行性転移

(3)播種　胃癌などの消化器癌や肺癌が漿膜（腹腔や胸腔）内に付着して増殖する場合をいう．

腹腔内に播種しダグラス窩で増殖した場合をシュニッツラー転移という．腹腔内の腫瘍が被膜を破ると癌性腹膜炎を起こし，胸腔内の場合は癌性胸膜炎を起こす．また，胆嚢癌や胃癌（印環細胞癌）などが卵巣に転移して腫瘤を形成した場合をクルーケンベルグ腫瘍という．

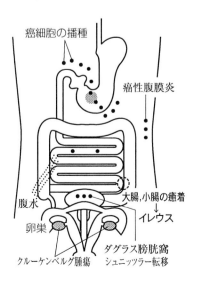

癌細胞の播種

癌性腹膜炎

腹水

大腸，小腸の癒着

イレウス

卵巣

クルーケンベルグ腫瘍

ダグラス膀胱窩
シュニッツラー転移

図 8-5　播　種

3. 癌の発見（腫瘍マーカー）

　癌細胞は果てしなく分裂増殖することから，細胞の性質として幼若化の傾向が強い（赤ん坊の細胞分裂に似ている）．さらに，正常細胞ではブレーキがかかっていた癌遺伝子にスイッチが入り，その結果，生成したタンパク質を癌関連抗原という．肝癌ではα-フェトプロテイン（AFP）やピブカⅡ（PIVKA-Ⅱ），大腸癌では癌胎児性抗原（CEA），膵臓癌や胆管系の癌ではCA19-9や子宮癌や卵巣癌のCA125と呼ばれる糖鎖抗原，前立腺癌では前立腺特異抗原（PSA）が血清中で高くなるので血液を採って調べると診断できる（腫瘍マーカー）．

癌という字

　癌組織を肉眼的に見ると，ときにカリフラワー状になっていたり，でこぼこした隆起が見られる．癌という字を考えた人は，やまいだれの中に小さな隆起（品物）が山のようにあると考えたのだろうか．

セルフ・アセスメント問題 8

A.　正しい組み合わせはどれか．
　a.　小児期に発生する腫瘍の代表は神経芽腫，腎芽腫，白血病などである．
　b.　良性腫瘍は発育速度が速い．
　c.　腺腫は悪性の上皮性腫瘍である．
　d.　早期胃癌とは，癌が，胃壁の粘膜下層までにとどまるものを言う．
　e.　ウィルヒョウ転移はリンパ行性転移である．
1．a，b，c　2．a，b，e　3．a，d，e　4．b，c，d　5．c，d，e

B.　悪性腫瘍はどれか．
　a.　脂肪腫
　b.　骨髄性白血病
　c.　横紋筋肉腫
　d.　肝細胞癌
　e.　線維腫
1．a，b，c　2．a，b，e　3．a，d，e　4．b，c，d　5．c，d，e

セルフ・アセスメント問題の解答と解説

セルフ・アセスメント問題1

A. 解答　3.

甲状腺からはサイロキシン（T 4），トリヨードサイロニン（T 3）が分泌される．

アルドステロンは副腎皮質から分泌される．

B. 解答　4.

ビタミンD欠乏は骨粗鬆症やクル病が起きる．

創傷の治癒遅延はビタミンC欠乏による．

C. 解答　4.

放射線に対する抵抗力は組織で異なり，造血細胞，消化管上皮細胞，生殖器系は感受性が高く，次いで，皮膚，最も感受性が低い細胞は成熟実質細胞，筋肉，神経細胞，骨細胞などである．

セルフ・アセスメント問題2

A. 解答　4.

配偶子病は染色体異常のことで受精後約2週までの期間で，致死的に働くか，正常児の出生にいたるかのいずれかである．

血友病は伴性劣性遺伝病で，その他色盲やデュシャンヌ筋ジストロフィー症などがある．

B. 解答　4.

ターナー症候群は患児の概観が女性で卵巣はまったくないが，あっても痕跡状である．

セルフ・アセスメント問題3

A. 解答　5.

高齢者になると造血能が減り，代わりに脂肪が多くなるため脂肪髄といわれる状態になる．

水腎症は尿路結石などで尿路通過障害が起き，腎盂に著しい尿の貯留が起こった状態である．

B. 解答　3.

白子症はメラニン色素代謝障害である．溶血性黄疸では間接型ビリルビンが上昇する（表3-5参照）．若年型糖尿病はインスリン依存型糖尿病である（表3-3参照）．

セルフ・アセスメント問題4

A. 解答　1.

肺動脈血は静脈血であり，肺で動脈血に変わる．肺は出血性梗塞であり，貧血性梗塞は脳や脾臓などにみられる．うっ血でチアノーゼがみられる．

B. 解答　5.

a．白色血栓に関する説明文である．b．は血小板の減少をきたす．

セルフ・アセスメント問題5

A.　解答　4.
　a.　脳細胞や神経細胞は再生能力に乏しく，したがって脳軟化症や心筋梗塞となる.
　e.　再生の文章である.
B.　解答　2.
　2.　治癒過程で出現する細胞は初めは好中球，慢性化してリンパ球が優位にみられる.

セルフ・アセスメント問題 6

A.　解答　2.
　c.　虫垂に炎症があると，蜂窩織炎を起こし，炎症が強くなると破れることがあり，化膿性腹膜炎を起こすことがあるので注意が必要である.
　d.　文章は慢性炎症の局所にみられる記述である.
B.　解答　3.
　1.　日本脳炎はウイルス，梅毒はスピロヘータ，腎盂腎炎は大腸菌などの細菌，アスペルギルスは真菌が原因である.

セルフ・アセスメント問題 7

A.　解答　4.
　a.　Tリンパ球が関与するのは細胞性免疫で，この文章はBリンパ球に該当する文である.
　e.　遅延型アレルギーに関与するのはツベルクリン反応や接触過敏症である.
B.　解答　2.
　臓器移植にはHLA抗原群の適合性を調べる必要がある.

セルフ・アセスメント問題 8

A.　解答　3.
　b.　良性腫瘍は発育速度が遅く，悪性腫瘍のそれは速い.
　c.　腺腫は良性の上皮性腫瘍である.
B.　解答　4.
　脂肪腫と線維腫は良性腫瘍である.

索　引

α-フェトプロテイン　82
ACTH　5
ADA 欠損症　17
AFP　82
Arthus 型　71
CA19-9　82
CEA　82
DIC　38
DNA　12
GFR　43
GTT　24
EB ウイルス　79
HbA$_{1c}$　24
HIV　73
HLA　24,71
IDDM　24
MHC　71
MOF　39
MRSA 感染症　7
NIDDM　24
p53　78
RB 遺伝子　78
TNF　68
TNM 分類　80

―ア行―

亜鉛欠乏　6
悪液質　30,76
悪性黒色腫　26
悪性腫瘍　77
悪性貧血　6
アザラシ肢症　15
アスペルギルス症　54,61
圧　力　6
アナフィラキシー　64
アポトーシス　29
アミロイドーシス　21
アミロイド変性　20
アルカプトン尿症　13
アルドステロン　5
アレルギー反応　5
医原病　7
移行上皮癌　77
萎　縮　20
　――腎　58
　――性胃炎　48
移　植　50

――片拒絶反応　71
異所性ホルモン産生腫瘍　79
Ⅰ型アレルギー反応　55,70
遺伝子　5
　――工学　16
　――病　12
印環細胞癌　81
インスリン　5
インターフェロン　68
インターロイキン　68
ウィルニッケ脳症　6
右心不全　33
うっ血　36
エイズ　60
液性免疫　66
エコノミークラス症候群　40
壊　死　20,29
壊　疽　25,29
　――性炎　56
炎　症　54
黄　疸　26
オウム病　54
オンコジーン説　77
温　度　6

―カ行―

外　因　6
獲得免疫　65
過形成　46
ガス壊疽　29,58
カスケード反応　68
化　生　46
カタル性炎　56
喀　血　37
褐色細胞腫　5,35
カテコラミン　5
化膿性炎　56
化膿性腹膜炎　29
カポジ肉腫　73
鎌状赤血球症　13
カリニ肺炎　73
カルシトニン　5
癌遺伝子　77
環境ホルモン　7
肝硬変　4
カンジダ症　61
冠状動脈　32

癌性胸膜炎　81
癌性腹膜炎　81
癌胎児性抗原　82
癌抑制遺伝子　77
奇　形　16
起坐呼吸　33
器質化　50
偽小葉　58
北里柴三郎　64
偽膜性炎　57
キャリアー　64
狂牛病　56
凝固壊死　29
狭心症　32
虚　血　36
キラーT細胞　65
クッシング症候群　5
クモ膜下出血　35
クラインフェルター症候群　14
クラススイッチ　66
クラッシュ症候群　6
クリプトコッカス症　61
グルクロン酸抱合　26
クルーケンベルグ腫瘍　81
グルタミン酸脱炭酸酵素　24
くる病　6
クロイツフェルト・ヤコブ病　56
クワシオルコル　6
形質細胞　56
劇症肝炎　56
下　血　37
血液凝固障害　6
結　核　5
血管二重支配　41
血行性転移　80
血色素症　25
血清病型　71
血　栓　38
血鉄症　25
血友病　13
ケロイド　49
減圧症　6
原発性胆汁性肝硬変　73
好塩基球　55
高カルシウム血症　5
高血圧　4,35
抗　原　64
　　――抗体複合体　71
　　――提示細胞　65
膠原病　72
好酸球　55

高山病　6
梗　塞　40
好中球　8,55
高尿酸血症　28
後方不全　33
V型アレルギー反応　70
骨髄移植　72
骨転移　81
骨肉腫　79
コルチゾール　5
コロイド変性　22
混合腫瘍　79

―サ行―

在郷軍人病　61
再　生　46
　　――能力　47
サイトカイン　68
サイトメガロウイルス感染症　72
再　発　76
細胞診　2
細胞性免疫　65
杯細胞　48
左心不全　33
サリドマイド児　15
サルコイドーシス　61
III型アレルギー反応　70
ジェンナー　64
糸球体ろ過率　43
色覚異常　13
自己抗体　24
自己免疫疾患　4,72
脂質変性　22
自然免疫　65
漆喰腎　60
脂肪肝　22
充　血　36
重症筋無力症　73
絨毛癌　79
絨毛心　57
粥状動脈硬化　23
腫　脹　54
出　血　36
　　――性炎　56
　　――性梗塞　40
　　――性素因　36
出生前診断　15
シュニッツラー転移　81
腫　瘍　76
　　――壊死因子　68
　　――マーカー　82

主要組織適合抗原　71

漿液性炎　56

硝子滴変性　21

硝子変性　21

常染色体　12

上皮内癌　80

食道静脈瘤　41

植物状態　8

女性化乳房　59

ショック　38

腎盂腎炎　29

心筋梗塞　4

滲出液　43

滲出性炎　56

新生児メレナ　6

新生児溶血性疾患　15

心臓喘息　33

心臓病細胞　33

心タンポナーゼ　38

心不全　33

水　腫　42

水腎症　29

ストレス　5

生理的素因　4

赤色血栓　39

脊髄癆　61

セレン欠乏　6

線維素性炎　56

腺　癌　77

染色体異常　5

全身性エリテマトーデス　73

前方不全　33

臓器移植　51

創傷の治癒　49

塞栓症　40

続発性高血圧症　35

側副循環　41

粟粒結核　60

――夕行――

胎芽病　15

退行性病変　20

胎児赤芽球症　15

体循環　32

大葉性肺炎　57

ダウン症候群　14

脱水症　44

ターナー症候群　14

胆　石　28

タンパク質変性　20

腸上皮化生　48

痛　風　28

　――結節　28

　――腎　28

ツベルクリン反応　71

低アルブミン血症　27

テタニー　27

デュシャンヌ型筋ジストロフィー　13

転　移　76,80

糖化アルブミン　24

糖化ヘモグロビン　24

糖原病　23

糖質変性　23

凍　傷　6

疼　痛　54

糖尿病　4,23

　――性血管病変　25

　――性神経症　25

　――性腎症　21

　――網膜症　25

トキソプラズマ脳症　73

特発性心筋症　46

吐　血　37

ドナー　71

――ナ行――

内　因　4

内分泌障害　5

II型アレルギー反応　70

肉芽腫　50

肉芽組織　47

肉ずく肝　33

尿酸代謝障害　27

尿路結石　28

妊娠中毒症　35

ネクローシス　29

猫ひっかき病　61

熱　感　54

ネフローゼ症候群　27

粘液変性　22

脳　死　8

脳出血　4

脳軟化症　29

膿　瘍　57

――ハ行――

配偶子病　14

肺循環　32

肺線維症　58

梅　毒　60

パーキンソン症状　8

白色血栓　39

播　種　80
バセドウ病　5
破綻性出血　36
ハッチンソン三徴候　61
馬蹄腎　16
パネート細胞　48
羽ばたき振戦　59
パパニコロウ　3
パラトルモン　5
ハンセン病　61
ハンチントン舞踏病　13
肥　大　46
ビタミン欠乏症　6
ヒト白血球抗原　71
ヒト免疫不全ウイルス　73
皮膚移植　71
被　包　50
肥　満　6
病因論　4
病的肥大　46
病理医　2
病理解剖　2
病理検査法　3
日和見感染　72
ビリルビン　26
貧血性梗塞　40
フィブリノイド変性　20
フェニルケトン尿症　13
副鼻腔炎　58
浮　腫　42,59
プリオンタンパク　56
ヘモクロマトーシス　25
ヘモジデローシス　25
ペラグラ　6
変質性炎　56
変　性　20
扁平コンジローム　61
扁平上皮化生　47
扁平上皮癌　77
蜂窩織炎　58
放線菌症　61
傍側循環　41
補　体　68
ボタロー管開存　16
発　赤　54

本態性高血圧症　35

―マ行―

マクロショック　6
マクロファージ　8,56
　――活発化因子　65
末端肥大症　35
マルファン症候群　12
慢性関節リウマチ　73
ミクロショック　6
未病医学　17
未分化癌　79
無為萎縮　30
ムコール症　61
メズサの頭　42
メラニン色素　26
免疫グロブリン　68
蒙古斑　26
モノカイン　68
門脈圧亢進症　41

―ヤ行―

融解壊死　29
優性遺伝　12
良い肉芽　49
IV型アレルギー反応　71

―ラ行―

卵円孔開存　16
リバルタ反応　43
良性腫瘍　77
臨界期　14
リンパ球　8
リンパ行性転移　80
リンホカイン　68
レシピエント　71
劣性遺伝　12
老　化　7
漏出液　43
漏出性出血　37

―ワ行―

悪い肉芽　49
ワイル病　54

著 者

野々垣　常正
（ののがき　つね　まさ）

　1975 年　名城大学薬学部薬学科卒業
　1976 年　名城大学大学院薬学研究科薬学専攻中退
　　　　　　愛知医科大学医学部助手（病理学講座）
　1987 年　医学博士学位取得（愛知医科大学）
　1988 年　愛知医科大学医学部講師（病理学講座）
　1990 年　ボストン大学リウマチセンター（米国）留学
　1991 年より名城大学薬学部，中京女子大学等で非常勤講師として「病理学」
　を担当する
　2003 年　東海医療工学専門学校（現東海医療科学専門学校）教務部長
　　　　　　愛知医科大学医学部講師（病理学，免疫学）
　2005 年 4 月より金城学院大学 薬学部教授
　2018 年 3 月退職
　　　　　　4 月より他職種学校で非常勤講師となり，現在にいたる

瀬　木　和　子
（せ　ぎ　かず　こ）

　1959 年　東京女子医科大学卒業
　1960 年　医師免許取得
　1964 年　東北大学大学院医学研究科社会医学系修了，医学博士学位取得
　　　　　　東京女子医科大学助手（病理学）
　1965 年　ボストン市タフツ大学（米国）留学
　1970 年　東京女子医科大学講師（病理学）
　1981 年　日本大学助教授（医学部・病理学）
　　　　　　日本大学医学部付属駿河台病院病理部長兼務
　1988 年　日本大学教授（医学部）
　　　　　　瑞穂短期大学副学長・教授，日本大学医学部客員教授（病理学）
　1989 年　愛知みずほ大学教授
　2018 年　愛知みずほ大学名誉教授，現在にいたる

イラスト 病理学 —— 第 3 版 ——
　　　　 －疾病のなりたち－

ISBN 978-4-8082-6075-0

2002 年 1 月 25 日　初版発行	著者代表 ⓒ　野 々 垣 常 正
2011 年 4 月 1 日　2 版発行	瀬 木 和 子
2020 年 4 月 1 日　3 版発行	発 行 者　　鳥 飼 正 樹
2024 年 4 月 1 日　3 刷発行	印　刷 / 製　本　港北メディアサービス株式会社

郵 便 番 号　112-0002
住　　　所　東京都文京区小石川 3-10-5
電　　　話　03（3868）2405
F A X　03（3868）0673
http://www.tokyokyogakusha.com

発行所　株式会社 東京教学社